CML (CHRONISCHE MYELOISCHE LEUKÄMIE)

Ein Überlebensratgeber für Patienten

Dr. Bhratri Bhushan, MD, DM

CONTENTS

Title Page

Copyright

Vorwort

Einleitung   1

Was verursacht CML?   4

Was sind die klinischen Manifestationen der CML?   7

Wie schreitet die CML fort?   10

Wie wird CML diagnostiziert?   11

Klonaire zytogenetische Evolution   15

Risikostratifizierung   19

CML in fortgeschrittenen Phasen: Diagnostische Kriterien   22

Myeloische Mutationsanalyse   26

Behandlung der chronischen Phase der CML: Primäre Therapie   30

Auswahl der besten Erstlinientherapie bei chronischer Phase der CML   34

Nebenwirkungen von TKIs bei CML	37

Überwachung des Ansprechens auf die TKI-Therapie bei CML	44

Bedeutung des zytogenetischen und molekularen Ansprechens bei CML	49

Zweitlinientherapie bei CML	53

Arzneimittelwechselwirkungen und Therapietreue bei der TKI-Therapie bei CML	58

Anstieg der BCR::ABL1-Transkripte bei CML	65

Absetzen der TKI-Therapie bei CML	69

Dosisanpassungen der TKI-Therapie bei CML	73

Behandlung der fortgeschrittenen Phase der CML	77

Allogene hämatopoetische Stammzelltransplantation (HCT) bei CML	81

Neue Behandlungsoptionen bei CML	86

Management der CML während Schwangerschaft und Stillzeit	90

CML bei Kindern	94

Impfungen für Patienten mit CML	98

Lebensstil-Tipps für Patienten mit CML	102

Mythen und Fakten über chronische myeloische Leukämie (CML)	107

About The Author	113

VORWORT

Die Diagnose chronische myeloische Leukämie (CML) verändert das Leben eines Menschen schlagartig. Plötzlich tauchen Fragen auf, die schwer zu beantworten sind: Was bedeutet diese Krankheit für mein Leben? Ist sie heilbar? Werde ich mein altes Leben jemals zurückbekommen? Und was kommt auf mich und meine Familie zu?

In den letzten zwei Jahrzehnten hat sich die Behandlung der CML grundlegend verändert. Was einst als unheilbare Erkrankung galt, ist heute mit modernen Tyrosinkinase-Inhibitoren (TKIs) zu einer chronischen, gut kontrollierbaren Krankheit geworden. Viele Betroffene können dank dieser Therapien ein normales Leben führen – mit einer Lebenserwartung, die sich kaum von der Allgemeinbevölkerung unterscheidet.

Doch trotz dieser medizinischen Fortschritte bleibt die CML eine Erkrankung, die von Unsicherheiten und Fehlinformationen begleitet wird. Viele

Patienten und Angehörige fühlen sich zunächst allein gelassen, überfordert mit Fachbegriffen, Laborwerten und Behandlungsentscheidungen. Dieses Buch möchte genau hier ansetzen: Es soll Ihnen nicht nur medizinisches Wissen verständlich vermitteln, sondern auch Mut machen und Ihnen helfen, Ihre Rolle als informierter, aktiver Partner im Behandlungsprozess einzunehmen.

Von den Grundlagen der CML über die modernen Therapien bis hin zu Themen wie Lebensstil, Familienplanung oder Langzeitperspektiven – dieses Buch bietet Ihnen einen umfassenden Begleiter auf Ihrem Weg mit der Erkrankung. Es richtet sich nicht nur an Patienten, sondern auch an Angehörige, die wissen möchten, wie sie ihre Liebsten unterstützen können, und an alle, die sich fundiert über diese besondere Form der Leukämie informieren möchten.

Wissen ist eine wichtige Quelle der Stärke. Je besser Sie Ihre Erkrankung verstehen, desto leichter wird es Ihnen fallen, Behandlungsentscheidungen mitzutragen, Nebenwirkungen zu erkennen und gezielt gegenzusteuern. Und vor allem: Ihr Leben nicht von der Diagnose bestimmen zu lassen, sondern es nach Ihren eigenen Wünschen und Vorstellungen zu gestalten. Ich wünsche Ihnen beim Lesen Klarheit, Zuversicht und die Gewissheit, dass Sie auf diesem Weg nicht allein sind.

EINLEITUNG

Die chronische myeloische Leukämie (CML) ist eine Form von Krebs, die in den blutbildenden Zellen des Knochenmarks entsteht und zu einem unkontrollierten Wachstum von myeloischen Zellen führt, wodurch sich diese im Blut ansammeln. Sie ist durch das Vorhandensein des Philadelphia-Chromosoms, einer spezifischen genetischen Veränderung, gekennzeichnet.

Wie es der Name widerspiegelt:
1. Chronisch: Dies bedeutet, dass sich die Krankheit langsam über die Zeit entwickelt und fortschreitet, im Gegensatz zu „akut", was einen plötzlichen Beginn bezeichnet.
2. Myeloisch: Bezieht sich auf die Art der betroffenen Blutzellen. Bei der CML tritt das abnormale Wachstum in den myeloischen Zellen auf, einer Art weißer Blutzellen, die sich normalerweise zu roten Blutzellen, Blutplättchen und bestimmten Arten weißer Blutzellen entwickeln.
3. Leukämie: Dieser Begriff bezeichnet Krebserkrankungen des Blutes und des Knochenmarks, die durch die unkontrollierte Produktion abnormer Blutzellen gekennzeichnet sind.

CML ist also eine Form von Leukämie, die oft als

Blutkrebs bezeichnet wird. Es ist jedoch wichtig zu verstehen, dass nicht alle Krebserkrankungen hinsichtlich Schwere oder Behandlungserfolg gleich sind. Die chronische myeloische Leukämie schreitet langsam voran, und moderne Behandlungen, wie zielgerichtete Therapien (z. B. Tyrosinkinase-Inhibitoren), haben sie für die meisten Menschen zu einer gut kontrollierbaren Erkrankung gemacht. Viele Menschen mit CML führen über Jahre oder Jahrzehnte ein normales, gesundes Leben. Es ist völlig natürlich, besorgt zu sein, aber die Fortschritte in der Medizin haben die CML weitaus weniger gefährlich gemacht als früher.

Bitte beachten Sie, dass sich die CML (chronische myeloische Leukämie) von der AML (akute myeloische Leukämie) unterscheidet:

1. Verlauf: Die CML schreitet langsam (chronisch) voran, während die AML sich rasch (akut) entwickelt.
2. Zelltyp: Beide betreffen myeloische Zellen, aber die Art der abnormen Zellen und deren Entwicklungsstadien unterscheiden sich.
3. Ursache: Die CML steht in engem Zusammenhang mit einer spezifischen genetischen Mutation (Philadelphia-Chromosom), während die AML verschiedene genetische und umweltbedingte Ursachen hat.
4. Behandlung: Die CML wird oft mit zielgerichteten Therapien (z. B. TKI)

behandelt, während die AML in der Regel eine intensive Chemotherapie oder eine Knochenmarktransplantation erfordert.

5. CML ist besser kontrollierbar und oft weniger unmittelbar lebensbedrohlich als AML.

Die chronische myeloische Leukämie (CML) macht etwa 15 % der Leukämiefälle bei Erwachsenen aus. Das durchschnittliche Diagnosealter liegt bei etwa 67 Jahren, aber sie kann Menschen in allen Altersgruppen betreffen.

WAS VERURSACHT CML?

Die chronische myeloische Leukämie (CML) ist eine klonale myeloproliferative Erkrankung, die durch eine charakteristische genetische Veränderung verursacht wird: das Philadelphia-Chromosom (Ph). Dieses Chromosom entsteht durch eine reziproke Translokation zwischen den langen Armen von Chromosom 9 und Chromosom 22, genauer gesagt t(9;22)(q34;q11). Bei dieser Translokation wird ein Teil des ABL1-Gens von Chromosom 9 auf Chromosom 22 verlagert und fusioniert dort mit dem BCR-Gen. Diese Fusion erzeugt ein neues, pathologisches Hybridgen – das BCR::ABL1-Fusionsgen.

Das BCR::ABL1-Fusionsgen kodiert für ein Fusionsprotein mit konstitutiv aktiver Tyrosinkinase-Aktivität. Normalerweise wird die ABL1-Tyrosinkinase streng reguliert und spielt eine Rolle in zellulären Signalwegen, die Zellproliferation, Differenzierung und Apoptose steuern. Durch die Fusion mit BCR kommt es zu einer dauerhaften Aktivierung der Tyrosinkinase, die unabhängig von externen Signalen aktiv bleibt. Dies führt zu einer ungehemmten Zellteilung und einer verminderten Apoptose – also zu einer Ansammlung von myeloischen Zellen im

Knochenmark und peripheren Blut.

Das am häufigsten exprimierte BCR::ABL1-Protein bei CML ist p210. Dieses Protein besitzt eine stark erhöhte Tyrosinkinaseaktivität, die zentrale zelluläre Signalwege dauerhaft aktiviert – insbesondere den RAS/MAPK-Signalweg, den PI3K/AKT/mTOR-Signalweg sowie den JAK/STAT-Signalweg. Dies führt zu einer gesteigerten Proliferation, Überlebensvorteilen für die Leukämiezellen und einer Störung der normalen hämatopoetischen Differenzierung.

In seltenen Fällen können auch andere Formen des BCR::ABL1-Fusionsproteins entstehen:

- p190: Diese Variante entsteht durch eine Fusion weiter stromabwärts im BCR-Gen. Sie hat eine stärkere Transformationsfähigkeit als p210 und wird häufiger mit der Philadelphia-positiven akuten lymphoblastischen Leukämie (Ph+ ALL) assoziiert.
- p230: Diese Variante wird durch eine Fusion in einem weiter upstream gelegenen Bereich des BCR-Gens erzeugt. p230 ist mit einer langsameren Krankheitsprogression und einer verstärkten Reifung von Granulozyten assoziiert, was eher einem chronischen Neutrophilenleukämie-ähnlichen Bild entspricht.

Ätiologisch ist die Entstehung der CML nicht direkt mit bekannten externen Risikofaktoren wie Umweltgiften oder ionisierender Strahlung verbunden – mit Ausnahme von hohen

Strahlendosen, wie sie beispielsweise bei Überlebenden der Atombombenabwürfe in Japan dokumentiert wurden. Spontane somatische Mutationen, die zur Translokation t(9;22) führen, gelten als Hauptursache. Die Erkrankung ist nicht erblich, da die Translokation als somatisches Ereignis in hämatopoetischen Stammzellen auftritt.

Zusammengefasst beruht die Pathogenese der CML auf einer genetischen Aberration, die zu einer konstitutiv aktiven Tyrosinkinase führt, was die Balance zwischen Zellproliferation und Zelltod stört. Diese molekulare Signatur ist nicht nur diagnostisch wegweisend, sondern auch das therapeutische Ziel moderner, zielgerichteter Therapien mit Tyrosinkinase-Inhibitoren (TKI).

WAS SIND DIE KLINISCHEN MANIFESTATIONEN DER CML?

Die chronische myeloische Leukämie (CML) verläuft typischerweise in drei Phasen – die chronische Phase, die akzelerierte Phase und die Blastenkrise – wobei die meisten Patienten zum Zeitpunkt der Diagnose in der chronischen Phase sind. In dieser frühen Phase ist die Erkrankung oft asymptomatisch und wird häufig zufällig im Rahmen einer Routineblutuntersuchung entdeckt, wenn eine Leukozytose auffällt. Falls Symptome auftreten, sind sie meist unspezifisch. Zu den häufigsten Beschwerden gehören allgemeine Schwäche, Müdigkeit, Leistungsknick und vermehrtes Schwitzen, insbesondere nachts. Viele Patienten berichten über ein Völlegefühl oder Druckgefühl im linken Oberbauch, was auf eine vergrößerte Milz (Splenomegalie) zurückzuführen ist – ein charakteristisches klinisches Zeichen der CML. Diese Splenomegalie kann bei fortschreitender Erkrankung erheblich werden und sogar Beschwerden wie frühzeitige Sättigung oder Schmerzen im Oberbauch verursachen.

Ein weiteres häufiges Symptom sind ungewollter Gewichtsverlust und gelegentlich Fieberschübe, die ohne offensichtliche Infektionsursache auftreten. Knochen- und Gelenkschmerzen, insbesondere bei starker Knochenmarksinfiltration, können ebenfalls auftreten. In der chronischen Phase bleibt die Thrombozytenzahl oft normal oder erhöht, sodass Blutungsneigungen eher selten sind. Bei sehr hohen Leukozytenzahlen kann es jedoch zu einer Leukostase kommen, die sich in Form von Sehstörungen, Kopfschmerzen, Schwindel oder Dyspnoe äußern kann. Dies ist jedoch typischer für die fortgeschrittenen Krankheitsphasen.

Mit Fortschreiten der Erkrankung, insbesondere beim Übergang in die akzelerierte Phase oder die Blastenkrise, verschlechtern sich die Symptome oft deutlich. Die Splenomegalie nimmt weiter zu, die Patienten entwickeln zunehmend B-Symptome wie Fieber, Nachtschweiß und Gewichtsverlust, und es kann zu einer Zytopenie mit Blutungsneigung, Infektanfälligkeit und Anämiesymptomen kommen. In der Blastenkrise, die einer akuten Leukämie ähnelt, treten schwere Knochenmarkinsuffizienz und Organinfiltrationen auf, was sich in schweren Infektionen, spontanen Blutungen, Knochenschmerzen und einer drastischen Verschlechterung des Allgemeinzustands äußern kann.

Insgesamt zeigen sich die klinischen Manifestationen der CML sehr variabel und hängen stark von der Krankheitsphase ab, reichen jedoch von asymptomatischen Routinebefunden bis hin zu lebensbedrohlichen Komplikationen in der fortgeschrittenen Phase.

WIE SCHREITET DIE CML FORT?

Die CML durchläuft drei Phasen:

1. Chronische Phase (CP-CML): Dies ist die früheste und am besten behandelbare Phase. Viele Menschen werden in dieser Phase diagnostiziert, insbesondere in entwickelten Ländern.

2. Akzelerierte Phase (AP-CML): Ohne Behandlung schreitet die CML in diese Zwischenphase fort, die durch eine Verschlechterung der Symptome gekennzeichnet ist.

3. Blastenphase (BP-CML): Dies ist die fortgeschrittenste Phase, die einer akuten Leukämie ähnelt und deutlich schwieriger zu behandeln ist.

Unbehandelte CML in der chronischen Phase kann im Durchschnitt innerhalb von 3 bis 5 Jahren in die fortgeschrittenen Stadien übergehen.

Was passiert im Körper während der CML-Progression?

Mit dem Fortschreiten der CML nehmen die genetischen Veränderungen in den betroffenen Zellen zu. Dazu gehört die Aktivierung bestimmter Signalwege, wie des Beta-Catenin-Signalwegs, der die Fähigkeit der Krebszellen zur Vermehrung und Ausbreitung verstärkt. Symptome wie Fieber, Knochenschmerzen und eine vergrößerte Milz verschlimmern sich oft im Verlauf der Krankheit.

WIE WIRD CML DIAGNOSTIZIERT?

Die CML wird meist in der chronischen Phase bei Routine-Blutuntersuchungen oder allgemeinen Gesundheitschecks entdeckt. Spezifische Tests weisen das BCR::ABL1-Gen nach, um die Diagnose zu bestätigen und den Typ des produzierten abnormalen Proteins zu identifizieren. Diese Informationen helfen, die passende Behandlungsstrategie festzulegen.

Wenn der Verdacht auf eine chronische myeloische Leukämie (CML) besteht, ist eine gründliche diagnostische Abklärung unerlässlich, um die Diagnose zu bestätigen und eine effektive Behandlung einzuleiten. Diese Untersuchungen umfassen eine Reihe von Schritten, um die spezifischen Merkmale der Erkrankung zu identifizieren und eine Basis für die spätere Therapiekontrolle zu schaffen.

Die erste Untersuchung beginnt mit einer ausführlichen Anamnese und körperlichen Untersuchung. Ihr Arzt wird nach Anzeichen der CML suchen, darunter eine vergrößerte Milz, die ein häufiges Symptom ist. Basislaboruntersuchungen, wie ein großes Blutbild (BB) und ein chemisches Laborprofil, werden durchgeführt, um Auffälligkeiten der Blutzellen festzustellen und die Organfunktion zu überprüfen. Zusätzlich wird eine Hepatitis-B-Serologie durchgeführt, um eine Hepatitis-B-Infektion auszuschließen, da diese die Wahl der Behandlung beeinflussen könnte.

Eine Knochenmarkuntersuchung ist ein zentraler Bestandteil der Diagnostik. Eine Knochenmarkaspiration und -biopsie werden durchgeführt, um eine kleine Knochenmarkprobe zu entnehmen. Diese Probe wird morphologisch untersucht, das heißt, die Zellen werden unter dem Mikroskop auf abnorme Merkmale hin überprüft. Eine zytogenetische Analyse wird durchgeführt, um chromosomale Veränderungen – insbesondere das Philadelphia-Chromosom (Ph), das charakteristisch für die CML ist – nachzuweisen. Ein quantitativer Reverse-Transkriptions-Polymerase-Kettenreaktionstest (RT-PCR) ist ein weiterer wichtiger Test, der die Menge des abnormalen BCR::ABL1-Genmaterials misst. Dieser Test bestätigt die Diagnose und dient als Grundlage für die spätere Therapiekontrolle.

Falls keine Knochenmarkprobe entnommen werden kann, stehen alternative Tests wie die Fluoreszenz-in-situ-Hybridisierung (FISH) zur Verfügung. FISH weist das Philadelphia-Chromosom in Blut- oder Knochenmarkzellen nach und bietet eine zuverlässige Diagnostik, wenngleich ein geringes Risiko für falsch-positive Ergebnisse besteht. Fortschrittliche FISH-Methoden können in bestimmten Situationen die Genauigkeit erhöhen.

Die quantitative RT-PCR ist ein zentraler molekularer Test bei der Diagnostik und Verlaufsbeobachtung der CML. Dieser hochempfindliche Test kann kleinste Mengen des abnormalen BCR::ABL1-Gens nachweisen und die Leukämielast im Blut genau bestimmen. Die Ergebnisse werden auf einer Internationalen Skala (IS) angegeben, um weltweit vergleichbare Daten zu gewährleisten, und dienen zur regelmäßigen Kontrolle des Behandlungserfolgs.

Das BCR::ABL1-Gen kann unterschiedliche abnormale Proteine oder Transkripte produzieren, die das Krankheitsverhalten und die Reaktion auf die Behandlung beeinflussen können. Die häufigsten Varianten, e13a2 und e14a2, sind in der Regel mit einer guten Ansprechrate auf Standardtherapien wie Tyrosinkinase-Inhibitoren (TKI) verbunden. Seltener vorkommende Varianten, wie e1a2 (p190) und e19a2 (p230), können jedoch Herausforderungen mit sich bringen. Die e1a2-Variante wird mit einem aggressiveren Krankheitsverlauf und einer ungünstigeren Behandlungsantwort in Verbindung gebracht, während e19a2 trotz ihrer Assoziation mit einer milderen Form der Erkrankung ebenfalls schlechter auf die Therapie ansprechen kann.

Bei Patienten mit den häufigen BCR::ABL1-Transkripten sind die Standard-TKI-Therapien in der Regel wirksam und führen zu guten

Behandlungsergebnissen. Patienten mit seltenen Transkripten oder komplexen genetischen Profilen benötigen jedoch oft spezialisierte Betreuung und engmaschige Überwachung. Diese Fälle profitieren besonders von der Konsultation eines Zentrums mit Erfahrung in der Behandlung der CML, wo erweiterte Diagnostik und maßgeschneiderte Therapien angeboten werden können.

Sobald die Behandlung begonnen hat, ist eine kontinuierliche Überwachung entscheidend, um den Therapieerfolg zu kontrollieren. Regelmäßige Blutuntersuchungen, einschließlich quantitativer PCR (qPCR), helfen dabei, die Menge der Leukämiezellen im Blut zu bestimmen. Ein Rückgang der Leukämiezellen im Verlauf zeigt, dass die Behandlung wirkt. Für Patienten mit ungewöhnlichen genetischen Befunden oder komplexer Erkrankung stellt eine spezialisierte Betreuung sicher, dass modernste Diagnostik und individuelle Therapieanpassungen jederzeit zur Verfügung stehen, um die bestmöglichen Ergebnisse zu erzielen.

KLONAIRE ZYTOGENETISCHE EVOLUTION

Bei der chronischen myeloischen Leukämie (CML) können bestimmte genetische Veränderungen in den Leukämiezellen, die als klonale zytogenetische Evolution bezeichnet werden, den Krankheitsverlauf und die Wirksamkeit der Behandlung beeinflussen. Diese genetischen Veränderungen betreffen die Chromosomen der Leukämiezellen und können sich im Laufe der Zeit entwickeln, was sich möglicherweise auf den Verlauf der Erkrankung und die Behandlungsstrategie auswirkt.

Die klonale zytogenetische Evolution tritt auf, wenn zusätzliche genetische Veränderungen in Leukämiezellen auftreten. Diese Veränderungen können sowohl in Philadelphia-Chromosom (Ph)-positiven Zellen entstehen, die bereits von der CML betroffen sind, als auch in Ph-negativen Zellen, also normalen Zellen, die während der Behandlung neue Auffälligkeiten entwickeln. Die Bedeutung dieser Veränderungen hängt von der Art der Abweichungen und ihrem Einfluss auf den Verlauf der CML oder die Reaktion auf die Behandlung ab.

In Ph-positiven Zellen können sogenannte „major route"-Abnormalitäten entstehen, wie Trisomie 8, ein Isochromosom 17q oder ein zweites

Philadelphia-Chromosom. Einige Studien deuten darauf hin, dass solche Abweichungen das Risiko für ein Fortschreiten in fortgeschrittene Stadien, wie die akzelerierte Phase oder die Blastenphase, erhöhen und die Überlebensrate verschlechtern könnten. Andere Untersuchungen zeigen jedoch, dass Patienten mit diesen Veränderungen – insbesondere in der chronischen Phase der CML – dennoch gut auf Tyrosinkinase-Inhibitoren (TKI) ansprechen können.

Auch bei Patienten unter TKI-Therapie kann es zu einer Ph-negativen klonalen Evolution kommen. Abnormalitäten wie Trisomie 8 oder der Verlust des Y-Chromosoms gelten meist als harmlos. Bestimmte Veränderungen, wie Monosomie 7 (Verlust von Chromosom 7), können jedoch das Risiko für die Entwicklung ernsterer Erkrankungen wie myelodysplastische Syndrome (MDS) oder akute myeloische Leukämie (AML) erhöhen. Solche spezifischen Auffälligkeiten erfordern eine engmaschige Überwachung, um mögliche Komplikationen frühzeitig zu erkennen.

Das Vorliegen einer klonalen zytogenetischen Evolution bedeutet nicht zwangsläufig, dass die TKI-Therapie unwirksam wird. Dennoch ist eine sorgfältige Überwachung entscheidend. Wenn bereits bei der Diagnose genetische Veränderungen festgestellt werden, können regelmäßige Untersuchungen wie die Karyotypisierung des Knochenmarks durchgeführt werden, um eine mögliche Resistenz frühzeitig zu erkennen. Falls eine Resistenz vermutet wird, helfen Kontrolluntersuchungen dabei, die Behandlung entsprechend anzupassen. Derzeit ist noch nicht eindeutig geklärt, ob ein Wechsel zu einem TKI der zweiten Generation oder eine Dosiserhöhung von Imatinib (einem TKI der ersten Generation) die bessere Strategie bei diesen genetischen Veränderungen darstellt.

Für viele Patienten hat die klonale zytogenetische Evolution in Ph-positiven Zellen keine wesentlichen Auswirkungen auf die Überlebenschancen, sofern sie gut auf die TKI-Therapie ansprechen. Abnormitäten in Ph-negativen Zellen, insbesondere solche über den Verlust des Y-Chromosoms hinaus, erfordern jedoch zusätzliche Überwachung, um das Risiko für MDS oder AML rechtzeitig zu erkennen und zu behandeln.

Um diese Veränderungen zu überwachen, können Ärzte regelmäßige Blut- und Knochenmarkuntersuchungen empfehlen, um chromosomale Auffälligkeiten zu verfolgen und sicherzustellen, dass die Behandlung weiterhin wirksam ist. Wenn die genetischen Veränderungen komplex sind oder mit erhöhten Risiken verbunden sind, kann eine Überweisung an einen auf CML spezialisierten Experten sinnvoll sein. Durch sorgfältige Überwachung und eine individuell angepasste Betreuung können Patienten mit klonaler zytogenetischer Evolution eine bessere

Krankheitskontrolle erreichen und mögliche Komplikationen minimieren.

RISIKOSTRATIFIZIERUNG

Wenn bei Ihnen eine chronische Phase der chronischen myeloischen Leukämie (CP-CML) diagnostiziert wurde, kann Ihr Arzt einen Risikoscore verwenden, um einzuschätzen, wie aggressiv sich Ihre Erkrankung verhalten könnte, und um Ihren Behandlungsplan zu steuern. Die Risikostratifizierung ist ein wichtiger Prozess, bei dem Patienten anhand bestimmter Faktoren in Gruppen mit niedrigem, mittlerem oder hohem Risiko eingeteilt werden. Dies hilft Ihrem Behandlungsteam, die Wahrscheinlichkeit eines Fortschreitens der Erkrankung vorherzusagen und die Intensität der erforderlichen Behandlung und Überwachung festzulegen.

Mehrere Scoring-Systeme werden häufig zur Risikostratifizierung bei CML eingesetzt. Der Sokal-Score bewertet Faktoren wie das Alter, die Milzgröße (da eine Milzvergrößerung bei CML häufig vorkommt), die Thrombozytenzahl (wichtig für die Blutgerinnung) und den Prozentsatz unreifer weißer Blutzellen (Blasten) im Blut. Dieser Score hilft, Patienten in Risikogruppen einzuteilen und die Behandlungsergebnisse unter Tyrosinkinase-Inhibitoren (TKI) vorherzusagen.

Der Euro-Score (Hasford-Score) baut auf dem Sokal-Score auf und berücksichtigt zusätzlich

Faktoren wie Eosinophile und Basophile, spezielle Arten weißer Blutzellen, wodurch eine genauere Risikoeinschätzung möglich wird. Ein weiteres häufig verwendetes Instrument ist der ELTS-Score (European Treatment and Outcome Study), der sich ebenfalls auf die im Sokal-Score berücksichtigten Faktoren stützt, aber speziell darauf ausgerichtet ist, das Risiko zu berechnen, an CML zu sterben, anstatt die allgemeine Überlebenswahrscheinlichkeit zu bewerten. Diese Unterscheidung ist besonders wertvoll, da moderne TKI-Therapien vielen CML-Patienten ein langes Leben ermöglichen, und der ELTS-Score liefert eine präzisere Einschätzung der CML-bezogenen Überlebenschancen.

Risikoskalen werden verwendet, um Patienten in Gruppen mit niedrigem, mittlerem oder hohem Risiko einzuteilen. Patienten mit niedrigem Risiko sprechen in der Regel gut auf die Standard-TKI-Therapien an und haben die besten langfristigen Aussichten. Patienten mit mittlerem Risiko haben möglicherweise ein etwas höheres Risiko für Komplikationen oder Krankheitsprogression und benötigen meist eine engmaschigere Überwachung. Patienten mit hohem Risiko haben eine höhere Wahrscheinlichkeit für einen aggressiven Krankheitsverlauf und könnten intensivere Behandlungsstrategien oder alternative Ansätze benötigen.

Ihr Arzt wird Ihren Risikoscore berechnen, bevor die TKI-Therapie beginnt. Dieser Score hilft, die Wahrscheinlichkeit des Fortschreitens der Erkrankung einzuschätzen, die Aggressivität der Erstbehandlung zu bestimmen und die Häufigkeit der Kontrolluntersuchungen während der Therapie festzulegen. Es ist wichtig zu verstehen, dass diese Scores Werkzeuge zur Orientierung sind – sie sind keine endgültigen Vorhersagen darüber, wie sich Ihre Erkrankung tatsächlich entwickeln wird.

Dank moderner TKI-Therapien können auch Hochrisikopatienten gute Behandlungsergebnisse erzielen, wenn die Erkrankung früh erkannt und effektiv behandelt wird. Diese Risikostratifizierungsinstrumente ermöglichen es Ihrem Behandlungsteam, Ihren Therapieplan individuell anzupassen, um Ihre Chancen auf eine langfristige Krankheitskontrolle und eine bessere Lebensqualität zu verbessern.

CML IN FORTGESCHRITTENEN PHASEN: DIAGNOSTISCHE KRITERIEN

Wenn die chronische myeloische Leukämie (CML) fortschreitet, kann sie in fortgeschrittene Stadien übergehen, die als akzelerierte Phase (AP-CML) oder Blastenphase (BP-CML) bezeichnet werden. Diese Stadien weisen auf eine Verschlechterung der Erkrankung hin und werden anhand spezifischer Tests und Kriterien diagnostiziert, die die Behandlungsstrategie bestimmen.

Die AP-CML stellt eine Zwischenphase dar, in der die Erkrankung voranschreitet, aber noch nicht ihre schwerste Form erreicht hat. Die BP-CML ist das fortgeschrittenste Stadium, das der akuten Leukämie stark ähnelt und deutlich schwieriger zu behandeln ist. Eine präzise Diagnose dieser Phasen ist entscheidend, um die bestmögliche Therapie zu wählen.

Die Diagnose der AP-CML basiert auf mehreren Kriterien, wobei das System des MD Anderson Cancer Center (MDACC) häufig verwendet wird. AP-CML wird diagnostiziert, wenn 15 % bis 29 % Myeloblasten (unreife Blutzellen) im Blut oder Knochenmark vorliegen, ≥ 30 % Myeloblasten und Promyelozyten zusammen gezählt werden, oder ≥ 20 % Basophile im Blut oder Knochenmark vorhanden sind. Eine AP-

CML kann auch diagnostiziert werden, wenn die Thrombozytenzahl auf unter 100.000 sinkt (nicht durch die Behandlung verursacht) oder wenn neue chromosomale Veränderungen in Philadelphia-Chromosom-positiven (Ph+) Zellen auftreten – dies wird als klonale zytogenetische Evolution bezeichnet. Wichtig ist, dass Patienten, deren AP-CML ausschließlich durch chromosomale Veränderungen ohne weitere Zeichen des Fortschreitens gekennzeichnet ist, oft eine bessere Prognose haben.

Die Internationale Konsensus-Klassifikation (ICC) 2022 bietet einen neueren Ansatz, der einen niedrigeren Schwellenwert von 10 % bis 19 % Myeloblasten im Blut oder Knochenmark, kombiniert mit chromosomalen Veränderungen, zur Diagnose der AP-CML verwendet. Obwohl vielversprechend, werden diese Kriterien bislang nicht überall einheitlich angewendet. Die WHO-Klassifikation 2022 erkennt die AP-CML hingegen nicht als eigenständige Phase an, sondern konzentriert sich auf die Identifizierung von Risikofaktoren, die einen Übergang zur BP-CML vorhersagen.

Die BP-CML wird diagnostiziert, wenn die Leukämie in ihre aggressivste Phase übergeht. Die IBMTR-Kriterien, die häufig in klinischen Studien verwendet werden, definieren die BP-CML als Vorliegen von ≥30 % Myeloblasten im Blut oder Knochenmark oder das Auftreten von Leukämiezellen außerhalb des Knochenmarks (extramedulläre Erkrankung). Die ICC 2022 und die WHO-Kriterien setzen für die Diagnose der BP-CML ≥20 % Blasten im Blut oder Knochenmark oder das Vorliegen von Leukämiezellen in extramedullären Geweben voraus. Diese Kriterien berücksichtigen außerdem eine Zunahme von Lymphoblasten (unreifen Lymphozyten) als diagnostisches Merkmal. Die aktualisierte WHO-Klassifikation betont zudem Risikofaktoren, die eine Progression von der chronischen Phase zur BP-CML vorhersagen.

Diese diagnostischen Kriterien sind essenziell für die Festlegung der Behandlungsstrategie. Die exakten Kriterien können je nach klinischen Studien oder Praxis unterschiedlich sein, doch das übergeordnete Ziel bleibt, die Erkrankung durch intensive Behandlungen unter Kontrolle zu bringen und die Prognose zu verbessern. In den fortgeschrittenen Phasen der CML sind meist intensivere Therapien erforderlich, einschließlich Kombinationstherapien oder Stammzelltransplantationen.

Zusätzliche Tests unterstützen die Diagnose und Behandlung der fortgeschrittenen CML. Mit Durchflusszytometrie (Flow-Zytometrie) können die spezifischen Zelltypen identifiziert werden, während eine Mutationsanalyse genetische Veränderungen in den Leukämiezellen aufdeckt, die die Wahl der Therapie beeinflussen könnten. Wenn eine Stammzelltransplantation in Betracht gezogen wird, erfolgt eine HLA-Typisierung, um kompatible Spender zu finden. Zusammen ermöglichen diese diagnostischen Werkzeuge eine personalisierte Behandlungsstrategie zur Steuerung der fortgeschrittenen CML.

MYELOISCHE MUTATIONSANALYSE

Bei der Behandlung der chronischen myeloischen Leukämie (CML), insbesondere wenn das Ansprechen auf die Therapie unzureichend ist oder die Erkrankung fortschreitet, kann die myeloische Mutationsanalyse eine entscheidende Rolle bei der Steuerung Ihrer Behandlung spielen. Dieser Test identifiziert genetische Mutationen in Leukämiezellen, die über das BCR::ABL1-Gen hinausgehen, und liefert wertvolle Erkenntnisse darüber, warum manche Patienten nicht gut auf die Behandlung ansprechen oder warum die Erkrankung fortschreitet.

Die myeloische Mutationsanalyse konzentriert sich darauf, zusätzliche genetische Veränderungen in den Leukämiezellen aufzudecken, die die Behandlungsergebnisse beeinflussen können. Eine der häufigsten Mutationen bei CML ist ASXL1, die oft schon in frühen Stadien (chronische Phase) nachweisbar ist. Diese Mutation wird mit einer geringeren Ansprechrate auf Tyrosinkinase-Inhibitoren (TKI) wie Imatinib oder Nilotinib sowie einem höheren Risiko für ein Fortschreiten der Erkrankung in Verbindung gebracht. In fortgeschrittenen Stadien der CML treten häufiger Mutationen in Genen wie IKZF1, RUNX1, BCOR und DNMT3A auf. Diese Mutationen können die

Erreichung einer majoren molekularen Remission (MMR) erschweren und zur Rückkehr oder zum Fortschreiten der Erkrankung in aggressivere Stadien beitragen.

Bestimmte Mutationen führen zudem zu einer Resistenz gegenüber bestimmten TKI, wodurch Leukämiezellen der Behandlung entkommen und die Erkrankung sich verschlechtern kann, wenn die Therapie nicht angepasst wird. So haben Patienten mit ASXL1-Mutationen eine geringere Wahrscheinlichkeit, die vorgesehenen Behandlungsziele zu erreichen. Mutationen in Genen wie IKZF1 und RUNX1 stehen in engem Zusammenhang mit dem Fortschreiten in fortgeschrittene Stadien und einem Rückfall nach dem Absetzen der TKI-Therapie.

Diese Untersuchung ist besonders wichtig für Patienten in verschiedenen Stadien der CML. In der frühen (chronischen) Phase hilft sie, Personen zu identifizieren, die möglicherweise nicht gut auf die Standard-TKI-Therapie ansprechen, sodass eine engmaschigere Überwachung oder eine frühzeitige Anpassung der Behandlung erfolgen kann. In fortgeschrittenen Stadien der Erkrankung kann die Mutationsanalyse genetische Treiber der Progression aufdecken und die Auswahl der nächsten Therapieschritte, einschließlich einer möglichen Stammzelltransplantation, unterstützen. Bei therapieresistenten Verläufen hilft diese Analyse, verborgene Mutationen zu identifizieren, die für die Resistenz verantwortlich sind, und ermöglicht so einen individuell angepassten und wirksameren Therapieansatz.

Die myeloische Mutationsanalyse wird mit Hilfe der Next-Generation-Sequenzierung (NGS) durchgeführt – einer hochmodernen und äußerst empfindlichen Technik, die auch kleinste Mutationen in Leukämiezellen nachweisen kann. NGS ist wesentlich präziser als ältere Verfahren wie die Sanger-Sequenzierung und ermöglicht es den Ärzten, genetische Veränderungen im Verlauf der Zeit zu überwachen und die Therapie entsprechend anzupassen.

Dieser Test ist bei neu diagnostizierten Patienten mit chronischer Phase (CP-CML) manchmal optional, kann aber wertvolle Hinweise für eine personalisierte Therapie liefern. Für Patienten mit fortgeschrittener CML, therapieresistenter Erkrankung oder unzureichendem Ansprechen auf TKI wird er ausdrücklich empfohlen. Darüber hinaus wird die Untersuchung bei Patienten mit ungeklärten niedrigen Blutwerten oder anderen Auffälligkeiten während der Behandlung angeraten.

Wenn Ihr Arzt eine myeloische Mutationsanalyse empfiehlt, kann sie helfen, mögliche Ursachen für die Therapieresistenz aufzudecken, den Behandlungsplan anzupassen, um die Ergebnisse zu verbessern, und das Risiko für ein Fortschreiten der Erkrankung vorherzusagen. Auch wenn diese

Mutationen die Erkrankung komplexer machen, ermöglichen Fortschritte bei diagnostischen Verfahren wie NGS und zielgerichteten Therapien eine personalisierte und wirksame Behandlung. Diese modernen Werkzeuge geben Ihrem Behandlungsteam die Möglichkeit, der Erkrankung immer einen Schritt voraus zu sein – für eine bessere Krankheitskontrolle und eine höhere Lebensqualität bei CML.

BEHANDLUNG DER CHRONISCHEN PHASE DER CML: PRIMÄRE THERAPIE

Wenn bei Ihnen eine chronische Phase der chronischen myeloischen Leukämie (CP-CML) diagnostiziert wurde, ist ein rascher Beginn der Behandlung mit einem Tyrosinkinase-Inhibitor (TKI) entscheidend. TKIs sind hocheffektive Medikamente, die gezielt das abnormale Protein angreifen, das die Erkrankung antreibt. Sie sind die Erstlinientherapie für die CP-CML und helfen den meisten Patienten, eine langfristige Überlebensrate zu erreichen, die mit der der allgemeinen Bevölkerung vergleichbar ist. Mehrere TKIs sind zugelassen, darunter Imatinib (ein TKI der ersten Generation), Zweitgenerations-TKIs (2G) wie Bosutinib, Dasatinib und Nilotinib, sowie der allosterische TKI Asciminib.

Zweitgenerations-TKIs und Asciminib wirken in der Regel schneller als Imatinib, indem sie die Leukämiezellen rascher reduzieren und das Fortschreiten der Erkrankung effektiver verhindern. Allerdings sind die langfristigen Überlebensraten unter allen TKIs, einschließlich Imatinib, ähnlich. Generische TKIs, die von der FDA zugelassen sind, wirken ebenso gut wie die Originalpräparate und bieten eine sichere und kostengünstige Behandlungsoption.

Für jeden TKI gibt es eine empfohlene Startdosis: Imatinib 400 mg einmal täglich, Dasatinib 100 mg einmal täglich, Nilotinib 300 mg zweimal täglich, Bosutinib 400 mg einmal täglich und Asciminib 80 mg einmal täglich oder 40 mg zweimal täglich. Obwohl höhere Dosen von Imatinib (800 mg) zu einem schnelleren frühen Ansprechen führen können, senken sie das Risiko eines Krankheitsfortschreitens im Vergleich zur Standarddosis nicht signifikant und sind mit mehr Nebenwirkungen verbunden. Daher wird hochdosiertes Imatinib im Allgemeinen nicht empfohlen, insbesondere da 2G-TKIs für neu diagnostizierte Patienten wirksamere Optionen darstellen.

Bei Patienten, die Nebenwirkungen haben, können niedrigere Anfangsdosen bestimmter TKIs wie Bosutinib, Dasatinib oder Nilotinib in Betracht gezogen werden, allerdings unter engmaschiger ärztlicher Kontrolle. Zudem können Dosisreduktionen im Verlauf der Behandlung helfen, langfristige Nebenwirkungen zu minimieren, sobald ein optimales Ansprechen erreicht wurde. Da jedoch die minimal wirksame Dosis in klinischen Studien nicht eindeutig definiert wurde, sollten Dosisanpassungen immer unter Anleitung Ihres Arztes erfolgen.

Die korrekte Einnahme der TKIs ist entscheidend für ihre Wirksamkeit. Imatinib sollte mit einer Mahlzeit und einem großen Glas Wasser eingenommen werden, um Magenbeschwerden zu reduzieren. Dasatinib kann mit oder ohne Nahrung eingenommen werden, sollte jedoch nicht zusammen mit Antazida oder Protonenpumpenhemmern eingenommen werden, da diese die Aufnahme beeinträchtigen können. Nilotinib muss auf nüchternen Magen eingenommen werden, mindestens zwei Stunden nach einer Mahlzeit oder mindestens eine Stunde vor einer Mahlzeit, da Nahrung die Aufnahme stark erhöht und dadurch potenziell gefährliche Nebenwirkungen verursachen könnte. Bosutinib sollte mit einer Mahlzeit eingenommen werden, um die Aufnahme zu verbessern und Magen-Darm-Beschwerden zu minimieren. Ponatinib kann mit oder ohne Nahrung eingenommen werden – hier ist Regelmäßigkeit entscheidend, um konstante Wirkspiegel zu gewährleisten.

Kontrolle und Nachsorge sind während der TKI-Therapie essenziell. Regelmäßige Tests, wie Blutbildkontrollen und molekulare Verlaufskontrollen, helfen dabei, Ihr Ansprechen auf die Behandlung zu überwachen. Falls das Ansprechen nicht wie erwartet ausfällt oder Nebenwirkungen auftreten, kann Ihr Arzt den Behandlungsplan anpassen, um optimale Ergebnisse zu erzielen.

Ein früher Beginn der TKI-Therapie bietet die beste Chance auf eine langfristige Krankheitskontrolle.

Nebenwirkungen sind zwar häufig, lassen sich jedoch meist durch Dosisanpassungen oder einen Wechsel auf einen anderen TKI gut bewältigen. Eine enge Zusammenarbeit mit Ihrem Behandlungsteam und die konsequente Einhaltung Ihres Behandlungsplans sind entscheidend für den Therapieerfolg. Regelmäßige Kontrollen und eine offene Kommunikation mit Ihrem Arzt tragen dazu bei, dass Ihre Behandlung auf Kurs bleibt und Ihre Lebensqualität langfristig verbessert wird.

AUSWAHL DER BESTEN ERSTLINIENTHERAPIE BEI CHRONISCHER PHASE DER CML

Wenn bei Ihnen eine chronische Phase der chronischen myeloischen Leukämie (CP-CML) diagnostiziert wurde, ist die Wahl des geeigneten Tyrosinkinase-Inhibitors (TKI) für die Erstbehandlung eine entscheidende Entscheidung. Ärzte berücksichtigen mehrere Faktoren, um sicherzustellen, dass der gewählte TKI zu Ihren individuellen Bedürfnissen passt. Ein wichtiger Faktor ist Ihr Risikoscore, der die Wahrscheinlichkeit eines Fortschreitens der Erkrankung vorhersagt. Patienten mit höherem Risiko profitieren möglicherweise von stärkeren oder schneller wirkenden TKIs. Auch die Verträglichkeit und mögliche Nebenwirkungen spielen eine große Rolle, da Ihre Fähigkeit, diese Nebenwirkungen zu bewältigen, die Therapietreue und Lebensqualität beeinflussen kann. Das Alter ist ein weiterer wichtiger Aspekt – jüngere Patienten benötigen oft eine andere Strategie als ältere Personen. Zudem beeinflussen bestehende Vorerkrankungen, wie Herzerkrankungen, die Wahl des TKI, da bestimmte Medikamente bei bestimmten Begleiterkrankungen sicherer sind.

Mehrere TKIs stehen für die Erstlinientherapie

der CP-CML zur Verfügung, jeder mit spezifischen Vorteilen. Dazu gehören Imatinib, ein TKI der ersten Generation, sowie Zweitgenerations-TKIs (2G) wie Dasatinib, Nilotinib und Bosutinib. Auch Asciminib, ein allosterischer TKI, ist eine Option. Die Wahl zwischen diesen Medikamenten hängt von individuellen Faktoren ab, einschließlich Krankheitsrisiko, Nebenwirkungsprofilen und persönlichen Gesundheitsaspekten.

Ihr Risikoscore – eingeteilt in niedriges, mittleres oder hohes Risiko – spielt eine zentrale Rolle bei der Wahl des besten TKI für Sie. Patienten mit mittlerem oder hohem Risiko profitieren häufig von 2G-TKIs wie Dasatinib, Nilotinib oder Bosutinib oder von Asciminib, da diese Therapien das Risiko eines Fortschreitens in fortgeschrittene Stadien wie die akzelerierte oder Blastenphase reduzieren. Zudem führen sie schneller und tiefer zu einer Reduktion von BCR::ABL1, dem leukämieauslösenden Gen.

Auch patientenspezifische Überlegungen beeinflussen die Wahl des TKI. Bei jüngeren Patienten, die möglicherweise in Zukunft die Behandlung beenden möchten oder eine Familienplanung in Betracht ziehen, könnten 2G-TKIs oder Asciminib bevorzugt werden, da diese schneller eine tiefe molekulare Remission (DMR) erreichen. Ältere Patienten oder solche mit Vorerkrankungen wie Herz-Kreislauf-Erkrankungen könnten hingegen von Imatinib profitieren, da es mit weniger kardiovaskulären Nebenwirkungen verbunden ist.

Die Erreichung einer tiefen molekularen Remission (DMR) – die sehr niedrige Leukämiezellzahlen im Körper widerspiegelt – ist besonders wichtig für Patienten, die langfristig eine Behandlungsfreiheit anstreben. Im Vergleich zu Imatinib sind 2G-TKIs und Asciminib besser darin, Patienten zu diesem Ziel zu führen, was sie zur bevorzugten Wahl für diejenigen macht, die auf eine behandlungsfreie Remission hinarbeiten.

Früher war die allogene Stammzelltransplantation eine häufige Therapieoption bei CML. Mit der Einführung hochwirksamer und weniger belastender TKIs wird eine Transplantation jedoch heute nicht mehr als Erstlinientherapie empfohlen. TKIs haben die Behandlungsmöglichkeiten revolutioniert und bieten den meisten Patienten exzellente Ergebnisse – ohne die erheblichen Risiken, die mit einer Stammzelltransplantation verbunden sind.

NEBENWIRKUNGEN VON TKIS BEI CML

Tyrosinkinase-Inhibitoren (TKIs) sind die Hauptbehandlung für die chronische Phase der chronischen myeloischen Leukämie (CP-CML). Obwohl sie im Allgemeinen gut verträglich und äußerst wirksam sind, hat jeder TKI ein spezifisches Nebenwirkungsprofil, das die Entscheidung des Arztes beeinflussen kann. Asciminib verursacht häufig Hautausschläge, Kopfschmerzen, Muskelkrämpfe und leichte Magen-Darm-Beschwerden wie Durchfall oder Verstopfung. Es ist mit weniger Nebenwirkungen verbunden als Imatinib und die Zweitgenerations-TKIs (2G-TKIs), birgt ein geringeres Risiko für arterielle Ereignisse und führt seltener zum Abbruch der Behandlung aufgrund von Nebenwirkungen, obwohl die langfristigen Auswirkungen aufgrund kürzerer Beobachtungszeiten noch nicht vollständig bekannt sind.

Bosutinib führt häufig zu Durchfall, erhöhten Leberenzymen (AST/ALT) und gelegentlich zu niedrigen Blutwerten (Thrombozytopenie und Neutropenie). Im Vergleich zu Imatinib treten weniger Muskelkrämpfe und Wassereinlagerungen auf, jedoch sollten regelmäßige Leberfunktionstests durchgeführt werden, um mögliche Leberschäden frühzeitig zu erkennen. Der häufige Durchfall lässt sich meist mit unterstützender Behandlung gut kontrollieren.

Dasatinib kann die Blutwerte senken (Anämie, Neutropenie, Thrombozytopenie) und zu Pleuraergüssen führen, also Flüssigkeitsansammlungen um die Lunge. Es ermöglicht rasche und tiefe molekulare Remissionen, doch ältere Patienten oder Patienten mit Herz- oder Lungenerkrankungen haben ein höheres Risiko für Pleuraergüsse oder pulmonale arterielle Hypertonie (PAH). In schweren Fällen können Dosisanpassungen oder ein Wechsel zu einem anderen TKI erforderlich sein.

Imatinib, ein TKI der ersten Generation, kann Muskelkrämpfe, Müdigkeit, leichte Ödeme und gelegentlich Magen-Darm-Beschwerden verursachen. Es ist gut untersucht und wird von den meisten Patienten gut vertragen, aber eine langfristige Anwendung kann zu einem Verlust der Knochendichte, Hauthypopigmentierung oder reversiblen Nierenproblemen führen. Es gilt als gute Option für ältere Patienten oder Patienten mit kardiovaskulären Risikofaktoren.

Nilotinib verursacht häufig Hautausschläge, Kopfschmerzen sowie erhöhte Werte von Lipase, Glukose und Bilirubin. Es führt schneller zu tiefen molekularen Remissionen als Imatinib, kann jedoch das QT-Intervall verlängern und das Risiko für Herzkrankheiten oder Schlaganfälle erhöhen, weshalb regelmäßige EKGs und sorgfältige Elektrolytkontrollen erforderlich sind. Für Patienten mit erheblichen kardiovaskulären Risiken wird es nur unter strenger Überwachung durch einen Kardiologen empfohlen.

Bei der Auswahl eines TKIs berücksichtigen Ärzte die Krankengeschichte und Risikofaktoren der Patienten. Patienten mit Lungenproblemen kommen oft mit Asciminib, Bosutinib oder Nilotinib besser zurecht, da sie ein geringeres Risiko für Pleuraergüsse haben. Patienten mit Herz- oder Gefäßerkrankungen profitieren häufig von Bosutinib oder Dasatinib, während Patienten, die Müdigkeit oder Muskelkrämpfe minimieren möchten, eher mit Asciminib oder einem 2G-TKI als mit Imatinib behandelt werden. Bei Patienten mit erheblichen kardiovaskulären Risiken gilt Imatinib generell als die sicherere Wahl.

*Umgang mit Nebenwirkungen
der TKI-Therapie*

Die TKI-Therapie bei CP-CML ist äußerst wirksam, kann jedoch eine Vielzahl von Nebenwirkungen verursachen, die sorgfältige Aufmerksamkeit erfordern, um Gesundheit und Lebensqualität zu erhalten.

Hämatologische Toxizitäten, wie Anämie, Neutropenie und Thrombozytopenie, sind häufig.

Anämie kann Müdigkeit oder Atemnot verursachen, Neutropenie erhöht das Infektionsrisiko, und Thrombozytopenie kann zu Blutergüssen oder Blutungen führen. Zu den Behandlungsstrategien gehören vorübergehende Therapiepausen oder Dosisreduktionen, um dem Knochenmark Zeit zur Erholung zu geben, sowie die Korrektur von Eisen-, Vitamin-B12- oder Folsäuremangel. Bei Bedarf können Bluttransfusionen, Wachstumsfaktoren zur Förderung der weißen Blutkörperchen oder Blutungsprävention eingesetzt werden.

Magen-Darm-Nebenwirkungen, wie Übelkeit, Erbrechen, Durchfall oder Verstopfung, treten ebenfalls auf. Die Einnahme von TKIs mit einer Mahlzeit (falls für das jeweilige Medikament erlaubt) kann Übelkeit reduzieren. Falls nötig, stehen Antiemetika zur Verfügung. Durchfall wird durch ausreichende Flüssigkeitszufuhr, rezeptfreie Mittel wie Loperamid und den Verzicht auf durchfallfördernde Lebensmittel gemildert. Verstopfung kann mit ballaststoffreicher Ernährung, guter Flüssigkeitszufuhr und gelegentlich mit Abführmitteln unter ärztlicher Aufsicht verbessert werden.

Muskuloskelettale Schmerzen und Krämpfe äußern sich oft als Muskelkrämpfe, Gelenkschmerzen oder allgemeine Beschwerden. Eine ausreichende Flüssigkeitszufuhr sowie die Sicherstellung eines ausgewogenen Kalium- und Magnesiumspiegels können Muskelkrämpfe lindern. Dehnübungen,

Massagen oder milde Schmerzmittel wie Paracetamol können helfen. Gelenkschmerzen können auf nichtsteroidale Antirheumatika (NSAR) ansprechen, die jedoch nur nach Rücksprache mit dem Arzt eingesetzt werden sollten.

Kardiovaskuläre Nebenwirkungen umfassen Bluthochdruck, Herzrhythmusstörungen (wie QT-Verlängerung) und ein erhöhtes Risiko für arterielle Ereignisse wie Schlaganfälle oder Herzinfarkte. Eine Reduktion kardiovaskulärer Risikofaktoren vor Therapiebeginn – wie die Kontrolle von Diabetes, Cholesterin und Rauchen – ist wichtig. Regelmäßige Blutdruckmessungen, EKG-Kontrollen und Aufmerksamkeit für arterielle Gesundheit sind unerlässlich. Bei schwerwiegenden kardiovaskulären Problemen kann ein Wechsel des TKIs erforderlich sein.

Leberfunktionsstörungen zeigen sich oft in erhöhten Leberenzymen (AST/ALT) und weisen auf eine Leberreizung oder -schädigung hin. Regelmäßige Blutuntersuchungen überwachen diese Werte. Der Verzicht auf Alkohol und andere leberschädigende Substanzen kann das Risiko senken. Bei dauerhaft erhöhten Werten kann eine Dosisanpassung oder ein Wechsel des TKIs nötig werden.

Flüssigkeitseinlagerungen können zu Schwellungen in den Beinen (peripheres Ödem) oder zu Flüssigkeitsansammlungen um die Lunge

(Pleuraerguss) führen. Periphere Ödeme lassen sich durch Hochlagern der Beine, Kompressionsstrümpfe oder in schweren Fällen durch Diuretika behandeln. Pleuraergüsse, die häufig mit Dasatinib verbunden sind, können Atemnot verursachen und erfordern möglicherweise Dosisreduktionen oder einen Wechsel des TKIs.

Hautausschläge und Hautveränderungen, wie Juckreiz, Trockenheit oder Pigmentveränderungen, treten ebenfalls auf. Milde, parfumfreie Seifen und Feuchtigkeitscremes können Reizungen reduzieren, während Hydrocortison-Cremes oder Antihistaminika bei leichteren Ausschlägen helfen können. Schwere Hautreaktionen können einen Therapieabbruch erfordern.

Müdigkeit, die oft mit Anämie oder Muskelschmerzen zusammenhängt, lässt sich durch Behandlung der Anämie, geregelte Schlafzeiten und leichte Bewegung lindern. Bei starker Müdigkeit sollte der Arzt hinzugezogen werden.

Pankreas- und Blutzuckeranomalien, wie erhöhte Lipasewerte oder hohe Blutzuckerwerte, können auftreten. Diabetiker benötigen eine regelmäßige Blutzuckerkontrolle, und Patienten mit Pankreasreizungen sollten auf Alkohol und fettreiche Kost verzichten und auf Bauchschmerzen achten.

Es ist wichtig, Ihren Arzt zu kontaktieren, wenn

Nebenwirkungen anhalten, sich verschlimmern oder unkontrollierbar werden, z. B. starke Atemnot, Brustschmerzen, ausgeprägte Schwellungen, extreme Müdigkeit, Fieber oder ungewöhnliche Blutungen. Obwohl TKIs die Prognose für CML-Patienten revolutioniert haben, hilft die frühzeitige Kommunikation mit Ihrem Behandlungsteam dabei, Nebenwirkungen rechtzeitig zu erkennen, den Behandlungsplan anzupassen und Ihre Lebensqualität zu erhalten.

ÜBERWACHUNG DES ANSPRECHENS AUF DIE TKI-THERAPIE BEI CML

Wenn Sie wegen einer chronischen Phase der chronischen myeloischen Leukämie (CP-CML) mit einem Tyrosinkinase-Inhibitor (TKI) behandelt werden, wird Ihr Ansprechen auf die Therapie regelmäßig überwacht, um sicherzustellen, dass die Behandlung wirksam ist. Diese Überwachung umfasst die Beurteilung des hämatologischen, zytogenetischen und molekularen Ansprechens – jede dieser Ebenen liefert unterschiedliche Einblicke, wie gut die Therapie Ihre CML unter Kontrolle hält.

Hämatologisches Ansprechen bezeichnet die Normalisierung der Blutwerte. Das Ziel ist es, unreife Blutzellen (Blasten) aus dem Blut zu entfernen und normale Werte der weißen Blutkörperchen und der Blutplättchen zu erhalten. Zytogenetisches Ansprechen bedeutet die Reduktion der Philadelphia-Chromosom (Ph)-positiven Zellen im Knochenmark; ein vollständiges zytogenetisches Ansprechen (CCyR) liegt vor, wenn keine Ph-positiven Zellen mehr im Knochenmark nachweisbar sind. Molekulares Ansprechen misst die Menge des BCR::ABL1-Gens, das die CML antreibt. Eine majore molekulare Remission (MMR) entspricht einer Reduktion um ≥3-log, also einem

Wert von ≤0,1 % auf der Internationalen Skala (IS). Eine tiefe molekulare Remission (DMR) bedeutet eine noch stärkere Reduktion, z. B. MR4.0 (≤0,01 % IS) oder MR4.5 (≤0,0032 % IS).

Diese Ansprechen werden hauptsächlich mit der quantitativen PCR (qPCR) überwacht, die die BCR::ABL1-Spiegel im Blut erfasst, ohne dass wiederholte Knochenmarkpunktionen erforderlich sind. Die Ergebnisse werden auf der Internationalen Skala (IS) angegeben, um Messungen weltweit vergleichbar zu machen. Knochenmarkzytogenetik wird heute seltener verwendet, da qPCR nach Erreichen der CCyR eine präzisere Möglichkeit bietet, das molekulare Ansprechen fortlaufend zu messen. Die Fluoreszenz-in-situ-Hybridisierung (FISH) kann das BCR::ABL1-Gen im Blut oder Knochenmark nachweisen, ist jedoch weniger genau als qPCR und wird für die Langzeitüberwachung in der Regel nicht empfohlen, es sei denn, qPCR ist nicht verfügbar.

Das Verständnis der Internationalen Skala (IS) ist entscheidend für die Interpretation dieser Ergebnisse. Die IS vergleicht Ihre BCR::ABL1-Werte mit einem Referenzwert von 100 %, der von unbehandelten CML-Patienten stammt. Die Werte werden dann in Log-Reduktionen angegeben, wobei MR2.0 (≤1 % IS) einem guten zytogenetischen Ansprechen entspricht, MR3.0 (≤0,1 % IS) die MMR darstellt und MR4.0 (≤0,01 % IS) oder MR4.5 (≤0,0032 % IS) eine tiefe molekulare Remission anzeigt.

Für Patienten bedeutet das frühe Erreichen eines hämatologischen Ansprechens, dass der TKI die Blutwerte wirksam kontrolliert. Das Erreichen einer CCyR, also dem vollständigen Verschwinden des Philadelphia-Chromosoms im Knochenmark, ist ein weiterer wichtiger Meilenstein. Die MMR (MR3.0) senkt das Risiko eines Krankheitsfortschreitens erheblich, während eine DMR (MR4.0 oder MR4.5) auf eine extrem niedrige Restmenge von Leukämiezellen hinweist, was es manchen Patienten ermöglicht, unter enger ärztlicher Aufsicht über ein Absetzen der TKI-Therapie nachzudenken.

Knochenmarkuntersuchungen werden heute seltener durchgeführt, da die qPCR weniger invasiv ist und niedrige BCR::ABL1-Spiegel präziser nachweisen kann. Dies macht die qPCR nach Erreichen der CCyR zur bevorzugten Methode für die regelmäßige Überwachung. Dennoch kann eine Knochenmarkpunktion empfohlen werden, wenn anhaltend niedrige Blutwerte auftreten, wenn die Blutwerte während der Therapie unerklärlich abfallen oder wenn andere Erkrankungen ausgeschlossen werden müssen.

Überwachung Ihrer TKI-Therapie ist entscheidend für die Steuerung der CP-CML. Die qPCR auf der IS-Skala ist dabei das wichtigste Instrument, da sie BCR::ABL1-Spiegel mit hoher Empfindlichkeit misst. Sie kann selbst sehr geringe Mengen von Restleukämiezellen erkennen und ist weniger belastend als die Knochenmarkzytogenetik. Falls eine Knochenmarkpunktion erforderlich ist, sollten Sie Ihre TKI-Therapie fortsetzen, während Sie auf die Ergebnisse warten.

Im ersten Behandlungsjahr wird die qPCR in der Regel alle drei Monate durchgeführt, um zu überprüfen, ob die BCR::ABL1-Spiegel wie erwartet sinken. Nach Erreichen der CCyR (BCR::ABL1 ≤1 % IS) erfolgt die qPCR für die nächsten zwei Jahre ebenfalls alle drei Monate, danach alle drei bis sechs Monate, wenn das Ansprechen stabil bleibt. Patienten, die eine tiefe molekulare Remission (MMR oder tiefer) erreichen, können möglicherweise seltener getestet werden, wobei der optimale Rhythmus noch weiter erforscht wird. Wenn Bedenken hinsichtlich der Therapietreue bestehen, helfen häufigere Tests dabei, die Auswirkungen von ausgelassenen Dosen frühzeitig zu erkennen.

Die regelmäßige Überwachung ist entscheidend, um den Krankheitsverlauf zu verfolgen, mögliche Probleme frühzeitig zu erkennen und die Therapietreue zu fördern. Indem sichergestellt wird, dass die BCR::ABL1-Spiegel wie erwartet sinken, kann das Behandlungsteam rechtzeitig Anpassungen am Therapieplan vornehmen. Diese engmaschige Kontrolle hilft Patienten, die bestmöglichen Ergebnisse mit der CP-CML-

Therapie zu erzielen – sei es zur langfristigen Krankheitskontrolle oder mit dem langfristigen Ziel, die TKI-Therapie möglicherweise abzusetzen.

BEDEUTUNG DES ZYTOGENETISCHEN UND MOLEKULAREN ANSPRECHENS BEI CML

Die Behandlung der chronischen myeloischen Leukämie (CML) mit Tyrosinkinase-Inhibitoren (TKIs) stützt sich auf klar definierte Ansprechkriterien, um den Therapieverlauf zu beurteilen und die weitere Behandlung zu steuern. Diese Meilensteine – erfasst durch zytogenetische (chromosomale) und molekulare (genetische) Tests – dienen zur Vorhersage langfristiger Ergebnisse und zeigen an, ob eine Anpassung der Therapie erforderlich ist.

Ein zentrales Ziel der TKI-Therapie ist es, ein Fortschreiten der Erkrankung, insbesondere in die akzelerierte Phase (AP-CML) oder die Blastenphase (BP-CML), zu verhindern. Der erste wichtige Meilenstein ist das frühe molekulare Ansprechen (EMR), definiert durch BCR::ABL1-Werte von ≤10 % (Internationale Skala, IS) nach drei und sechs Monaten. Das Erreichen des EMR ist ein starker Prädiktor für eine bessere progressionsfreie Überlebenszeit (PFS) und ein längeres Gesamtüberleben (OS). Wenn die Werte leicht über diesem Schwellenwert liegen, aber dennoch stark abfallen, entscheiden sich Ärzte manchmal dafür, die Therapie zunächst weiter zu beobachten, anstatt sie sofort zu ändern.

Nach 12 Monaten wird das vollständige zytogenetische Ansprechen (CCyR) zum entscheidenden Therapieziel. Dieses ist definiert als BCR::ABL1 ≤1 % (IS) oder als kein Nachweis des Philadelphia-Chromosoms im Knochenmark. Das Erreichen der CCyR ist mit einem deutlich verringerten Risiko für Krankheitsprogression und einer verbesserten Überlebenswahrscheinlichkeit verbunden. Die majore molekulare Remission (MMR), definiert als BCR::ABL1 ≤0,1 % (IS) nach 12 Monaten, reduziert das Progressionsrisiko weiter und ebnet den Weg zur tiefen molekularen Remission (DMR). Obwohl die MMR das Gesamtüberleben im Vergleich zur CCyR nicht weiter verbessert, ist sie für Patienten, die eine behandlungsfreie Remission (TFR) anstreben, essenziell, da sie die Wahrscheinlichkeit erhöht, eine DMR zu erreichen – also MR4.0 (≤0,01 % IS) oder MR4.5 (≤0,0032 % IS). Patienten, die eine DMR erreichen, können unter strenger ärztlicher Aufsicht in Betracht ziehen, die TKI-Therapie abzusetzen.

Neben diesen festen Zeitpunkten ist die Geschwindigkeit des BCR::ABL1-Abfalls selbst ein wichtiger Prognosefaktor – schnellere Reduktionen gehen oft mit besseren molekularen Ansprechraten und einer längeren Überlebenszeit einher. Das Verfehlen eines Meilensteins bedeutet nicht automatisch ein Therapieversagen – einige

Patienten profitieren von Anpassungen, wie einer Dosissteigerung bei Imatinib oder einem Wechsel auf einen Zweitgenerations-TKI (2G-TKI) oder Asciminib. Wenn der BCR::ABL1-Wert nach drei oder sechs Monaten über 10 % liegt, prüfen Ärzte zunächst mögliche Ursachen wie Therapieauslassungen, da eine unzureichende Therapietreue eine häufige Ursache für ein unzureichendes Ansprechen ist. Da Imatinib oft länger braucht, um optimale Ergebnisse zu erzielen, kann ein steiler Abfall des BCR::ABL1-Werts ein Grund sein, die Therapie fortzusetzen, bevor eine endgültige Umstellung erfolgt. Bei anhaltend hohen Werten oder nur minimaler Verbesserung wird die Therapie jedoch meist gewechselt. Liegt der BCR::ABL1-Wert nach 12 Monaten weiterhin über 1 % und zeigt sich kaum ein Rückgang, wird in der Regel eine wirksamere TKI-Therapie oder alternative Ansätze wie die Teilnahme an klinischen Studien oder eine allogene Stammzelltransplantation in Betracht gezogen, insbesondere bei Patienten mit TKI-resistenter Erkrankung.

Individuelle Therapieentscheidungen hängen oft von den Prioritäten des Patienten ab. Patienten, die auf langfristiges Überleben abzielen, können mit ihrer bestehenden Therapie fortfahren, wenn sie sich schrittweise in Richtung CCyR bewegen oder diese bereits erreicht haben. Patienten, die eine behandlungsfreie Remission (TFR) anstreben, bevorzugen oft einen potenteren TKI oder Asciminib, um schneller eine MMR oder DMR zu erreichen. In allen Fällen sind regelmäßige Überwachung und eine offene Kommunikation mit dem Behandlungsteam entscheidend. Da ausgelassene Dosen das Ansprechen gefährden können, ist eine konsequente Therapietreue von großer Bedeutung.

Letztlich sind das Erreichen und Halten von Ansprechsmeilensteinen entscheidend für eine optimale Behandlung der CML. Regelmäßige Tests stellen sicher, dass die Therapie wirksam bleibt, und machen rechtzeitige Anpassungen möglich. Ob das Ziel langfristige Krankheitskontrolle oder die behandlungsfreie Remission ist – durch enge Zusammenarbeit mit dem Behandlungsteam, strikte Therapietreue und ein klares Verständnis der Ansprechkriterien können Patienten die besten Ergebnisse erzielen.

ZWEITLINIENTHERAPIE BEI CML

Bei Patienten mit chronischer myeloischer Leukämie (CML) wird eine Zweitlinientherapie erforderlich, wenn die Erstlinientherapie mit Tyrosinkinase-Inhibitoren (TKIs) die gewünschten Behandlungsergebnisse nicht erzielt – sei es aufgrund von Resistenz, Rückfall oder unverträglichen Nebenwirkungen. Der Wechsel zu einer alternativen Therapie kann helfen, diese Herausforderungen zu überwinden und die Krankheitskontrolle wiederherzustellen.

Eine Zweitlinientherapie wird in Fällen einer primären Resistenz in Betracht gezogen, bei der der erste TKI die definierten Ansprechsmeilensteine nicht erreicht – beispielsweise wenn die BCR::ABL1-Werte nach drei Monaten über 10 % oder nach zwölf Monaten über 1 % liegen. In einigen Fällen können Dosisanpassungen die Therapie verbessern, aber wenn der Fortschritt unzureichend bleibt, wird der Wechsel auf einen anderen TKI notwendig. Auch bei einer sekundären Resistenz oder einem Rückfall, bei dem die Krankheit zunächst anspricht, dann aber die Wirkung der Therapie nachlässt, ist ein Wechsel erforderlich. Ebenso profitieren Patienten, die unter schweren oder anhaltenden Nebenwirkungen des ersten TKIs leiden, oft von einem Wechsel zu einem besser verträglichen TKI.

Bei Patienten, die Imatinib erhalten, kann eine Dosissteigerung auf 800 mg täglich in bestimmten Fällen das Ansprechen verbessern, insbesondere wenn bereits ein partielles zytogenetisches Ansprechen bei niedrigerer Dosis erreicht wurde. Dieser Ansatz ist jedoch weniger wirksam bei Patienten, die auf die Standarddosis von Imatinib gar nicht angesprochen haben, und der Nutzen ist oft nur von kurzer Dauer. Der Wechsel zu einem Zweitgenerations-TKI wie Dasatinib, Nilotinib oder Bosutinib ist häufig die wirksamere Option. Diese Medikamente erreichen in der Regel bessere molekulare Ansprechraten und sind bei den meisten Fällen von Imatinib-Resistenz wirksam – mit Ausnahme von Fällen mit der T315I-Mutation. Bei Patienten mit einer T315I-Mutation oder Resistenz gegen mehrere TKIs sind Ponatinib oder Asciminib die bevorzugten Optionen. Ponatinib wirkt auch bei stark vorbehandelten Patienten, birgt jedoch ein höheres Risiko für kardiovaskuläre Nebenwirkungen, was eine engmaschige Überwachung und sorgfältige Dosisanpassung erfordert. Asciminib, eine neuere Option, bietet höhere molekulare Ansprechraten und weniger Nebenwirkungen, was es zu einer hervorragenden Wahl für Patienten mit T315I-Mutationen oder Unverträglichkeit gegenüber anderen TKIs macht.

Die Wahl der optimalen Zweitlinientherapie hängt von der Art der Resistenz oder

Mutation ab. Bei Patienten mit T315I-Mutation sind Ponatinib oder Asciminib die bevorzugten Optionen, während bei anderen Mutationen Dasatinib, Nilotinib oder Bosutinib wirksam sein können. Patienten mit schweren Nebenwirkungen unter dem ersten TKI profitieren oft von einem Wechsel zu einem Medikament mit einem anderen Nebenwirkungsprofil. Auch kardiovaskuläre Risikofaktoren spielen eine wichtige Rolle – Ponatinib wird aufgrund seines erhöhten kardiovaskulären Risikos bei Patienten mit bestehenden Herzerkrankungen nur mit äußerster Vorsicht eingesetzt. Darüber hinaus hilft die Behandlungs- und Ansprechhistorie, die Wahl der geeigneten Therapie zu lenken.

Alle TKIs – auch die in der Zweitlinie eingesetzten – können Nebenwirkungen wie Magen-Darm-Beschwerden oder erhöhte Leberenzyme verursachen. Ponatinib ist zusätzlich mit einem erhöhten Risiko für kardiovaskuläre Komplikationen verbunden, was eine regelmäßige Überwachung der Herzgesundheit und gegebenenfalls Dosisanpassungen erforderlich macht. Asciminib hat sich durch geringere Abbruchraten aufgrund von Nebenwirkungen als besonders vorteilhaft erwiesen und bietet eine sicherere Alternative für viele Patienten.

Eine regelmäßige Überwachung mittels qPCR alle drei Monate ist entscheidend, um das Ansprechen auf die Zweitlinientherapie zu beurteilen. Falls die Ansprechsmeilensteine nach drei, sechs oder zwölf Monaten nicht erreicht werden, können alternative Strategien notwendig werden – etwa ein Wechsel zu einem weiteren TKI, die Teilnahme an klinischen Studien oder die Erwägung einer allogenen Stammzelltransplantation (HCT). Eine enge Abstimmung zwischen Arzt und Patient ist entscheidend, damit die individuellen Behandlungsziele – etwa die langfristige Krankheitskontrolle oder die Möglichkeit einer behandlungsfreien Remission (TFR) – berücksichtigt werden.

Das Hauptziel der Zweitlinientherapie ist das Erreichen des frühen molekularen Ansprechens (EMR) mit BCR::ABL1-Werten von ≤10 % nach drei und sechs Monaten. Dies ist ein starker Prädiktor für bessere langfristige Ergebnisse, einschließlich längerer progressionsfreier Überlebenszeit (PFS) und Gesamtüberlebenszeit (OS). Durch engmaschige Überwachung und frühzeitige Anpassung bei unzureichendem Ansprechen lässt sich die Krankheitskontrolle langfristig sichern.

Für Patienten, die auf die Zweitlinientherapie nicht ansprechen, stehen weitere Optionen zur Verfügung – darunter der Wechsel zu einem anderen TKI, die Teilnahme an klinischen Studien mit neuen Therapieansätzen oder die Durchführung einer allogenen HCT. Diese Optionen werden individuell an die Krankheitsmerkmale, die bisherige Behandlungshistorie und den allgemeinen Gesundheitszustand angepasst.

Wenn die Erstlinientherapie mit einem TKI nicht ausreicht, bietet die Zweitlinientherapie eine wichtige Chance, die Krankheitskontrolle wiederherzustellen. Die Wahl der passenden Therapie erfordert eine sorgfältige Bewertung von Resistenzmechanismen, Nebenwirkungen und patientenspezifischen Faktoren. Regelmäßige Kontrollen und eine enge Zusammenarbeit mit dem Behandlungsteam stellen sicher, dass die Therapie wirksam bleibt und Patienten die bestmöglichen Ergebnisse erzielen.

ARZNEIMITTELWECHSELWIRKUNGEN UND THERAPIETREUE BEI DER TKI-THERAPIE BEI CML

Tyrosinkinase-Inhibitoren (TKIs) sind hocheffektiv in der Behandlung der chronischen myeloischen Leukämie (CML), doch ihr Erfolg hängt maßgeblich von der korrekten Anwendung und dem sorgfältigen Umgang mit Arzneimittelwechselwirkungen ab.

Tyrosinkinase-Inhibitoren (TKIs) werden in der Leber durch die Enzyme CYP3A4 und CYP3A5 abgebaut. Andere Medikamente können diese Enzyme beeinflussen und dadurch die Wirkung der TKIs im Körper verändern. CYP-Induktoren, wie bestimmte Antiepileptika oder Rifampicin, können die TKI-Spiegel senken und die Wirksamkeit der Behandlung verringern. CYP-Inhibitoren, wie einige Antimykotika oder Antibiotika, können die TKI-Spiegel erhöhen, was zu verstärkten Nebenwirkungen führen kann.

Einige TKIs haben zusätzliche Wechselwirkungen. Imatinib kann die Spiegel von Medikamenten erhöhen, die über die Enzyme CYP2D6 und CYP2C9 verstoffwechselt werden. Nilotinib beeinflusst mehrere Enzyme und erhöht die Spiegel bestimmter Herzmedikamente oder

Antikoagulanzien. Asciminib hemmt CYP2C9, was die Spiegel von darüber abgebauten Medikamenten, wie Warfarin, erhöhen kann. Um solche Probleme zu vermeiden, sollten Patienten ihren Arzt über alle eingenommenen Medikamente informieren – einschließlich rezeptfreier Präparate und Nahrungsergänzungsmittel. Bei potenziellen Wechselwirkungen können Ärzte alternative Medikamente empfehlen oder die Dosierung anpassen, um die Wirksamkeit der Therapie zu sichern.

Therapietreue bei der TKI-Therapie

Eine konsequente Therapietreue ist entscheidend für den Behandlungserfolg bei CML. Die exakte Einnahme der TKIs gemäß ärztlicher Anweisung sichert eine optimale Krankheitskontrolle, da ausgelassene Dosen zu unzureichendem Ansprechen oder einem Rückfall führen können. Studien zeigen, dass unzureichende Therapietreue die häufigste Ursache für Therapieversagen und Krankheitsprogression ist. Leider können Nebenwirkungen wie Müdigkeit, Übelkeit oder Muskelkrämpfe sowie komplexe Einnahmeschemata die regelmäßige Einnahme erschweren.

Untersuchungen zeigen die Bedeutung der Therapietreue: Patienten, die mehr als 10 % ihrer Dosen auslassen, haben eine deutlich geringere Wahrscheinlichkeit, eine vollständige molekulare Remission (CMR) zu erreichen. Bei Therapietreue unter 85 % steigt das Risiko für den Verlust des zytogenetischen Ansprechens und die Krankheitsprogression erheblich. Dies unterstreicht die Notwendigkeit gezielter Strategien zur Förderung der Therapietreue.

Um die Therapietreue zu verbessern, sollten Patienten ihren Behandlungsplan gut verstehen. Ärzte und Apotheker können wertvolle Informationen zur richtigen Einnahme geben. Hilfsmittel wie Medikamentenboxen oder Erinnerungs-Apps können helfen, die regelmäßige Einnahme sicherzustellen. Auch das frühzeitige Management von Nebenwirkungen ist entscheidend: Beschwerden sollten rechtzeitig gemeldet werden, damit Ärzte unterstützende Maßnahmen ergreifen, die Dosis anpassen oder bei Bedarf auf einen besser verträglichen TKI umstellen können. Temporäre Dosisreduktionen oder kurze Pausen sind manchmal notwendig, um Nebenwirkungen zu kontrollieren – solche Anpassungen sind in der Regel sicher und gefährden die Krankheitskontrolle nicht. Aufklärung und regelmäßige Nachsorge sind entscheidend, um Herausforderungen frühzeitig zu erkennen, den Therapieverlauf zu überwachen und die Bedeutung der Therapietreue zu betonen.

Falls Patienten unter schweren oder anhaltenden Nebenwirkungen leiden, kann ein Wechsel auf einen anderen TKI mit einem besseren

Nebenwirkungsprofil erforderlich sein. Optionen wie Asciminib oder Ponatinib bieten gerade bei Unverträglichkeiten gegenüber Zweitgenerations-TKIs wie Dasatinib oder Nilotinib eine gute Alternative. Der Wechsel ermöglicht die Fortsetzung der CML-Behandlung bei gleichzeitig besserer Lebensqualität.

Resistenz gegenüber TKI-Therapie bei CML

Bei einigen Patienten mit chronischer myeloischer Leukämie (CML) kann es zu Resistenz gegenüber Tyrosinkinase-Inhibitoren (TKI) kommen. Das Verständnis der Ursachen und Behandlungsmöglichkeiten ist entscheidend, um die optimale Therapie zu gewährleisten.

Resistenz wird in zwei Kategorien unterteilt:

- Primäre Resistenz liegt vor, wenn die Leukämiezellen von Anfang an nicht auf den TKI ansprechen. Ursachen können Probleme beim Arzneimitteltransport sein, bei denen niedrige Spiegel bestimmter Transportproteine wie OCT1 die Aufnahme des Medikaments in die Leukämiezellen einschränken. Auch die Bindung von TKIs an Plasmaproteine kann ihre Verfügbarkeit im Körper verringern.

- Sekundäre Resistenz entwickelt sich nach einem anfänglichen Therapieerfolg. Die häufigste Ursache sind Mutationen im BCR::ABL1-Gen, die das Angriffsziel des Medikaments verändern und dessen

Wirksamkeit verringern.

Punktmutationen im BCR::ABL1-Gen können zu Resistenz gegen bestimmte TKIs führen. Die T315I-Mutation macht die Leukämiezellen resistent gegen Imatinib, Dasatinib, Nilotinib und Bosutinib, spricht jedoch auf Ponatinib oder Asciminib an. Andere Mutationen wie Y253H oder E255K/V verursachen Resistenz gegen Nilotinib, bleiben aber empfindlich gegenüber Dasatinib oder Bosutinib. Kombinierte Mutationen, bei denen mehrere Mutationen in derselben Leukämiezelle auftreten, können die Resistenz erheblich erhöhen. Ponatinib wirkt gegen die meisten dieser Mutationen, mit Ausnahme einiger seltener Konstellationen bei T315I. Auch Myristoyl-Taschen-Mutationen, die unter Asciminib-Therapie entstehen können, verringern die Wirksamkeit von Asciminib. Die Mutation A337T ist eine bekannte Kontraindikation für Asciminib.

Die Diagnose von Resistenzen erfolgt mittels BCR::ABL1-Kinase-Domänen-Mutationsanalyse, die spezifische Mutationen in den Leukämiezellen identifiziert und die Therapieanpassung steuert. Diese Analyse wird empfohlen, wenn Patienten die Therapiemeilensteine nicht erreichen, einen Rückfall erleiden oder ein molekulares oder zytogenetisches Ansprechen verlieren. Next-Generation-Sequencing (NGS) kann zusätzliche Mutationen außerhalb von BCR::ABL1 aufdecken, die zur Resistenz beitragen könnten.

Der Wechsel des TKIs basierend auf dem Mutationsstatus ist die wichtigste Strategie zur Bewältigung von Resistenzen. Bei T315I-Mutation sind Ponatinib oder Asciminib die bevorzugten Optionen, während bei anderen Mutationen Nilotinib, Dasatinib oder Bosutinib eingesetzt werden können. Falls keine Mutation gefunden wird, orientiert sich die Therapieentscheidung an Faktoren wie Alter, Allgemeinzustand und dem Nebenwirkungsprofil der verfügbaren TKIs. Ponatinib wird oft bei Patienten ohne nachweisbare Mutationen eingesetzt, da es eine breite Wirksamkeit bietet. Weitere Optionen umfassen die allogene hämatopoetische Stammzelltransplantation (HCT), insbesondere bei Resistenz gegenüber mehreren TKIs oder in fortgeschrittenen Krankheitsphasen, sowie die Teilnahme an klinischen Studien, die Zugang zu neuen Therapien bieten.

Zur Sicherstellung des Behandlungserfolgs ist eine regelmäßige Überwachung der BCR::ABL1-Werte entscheidend. Eine konsequente Therapietreue hilft, Resistenz zu verhindern. Wenn Nebenwirkungen die Ursache für die schlechte Verträglichkeit sind, kann der Wechsel zu einem anderen TKI oder eine gezielte Nebenwirkungsbehandlung die Therapietreue und die Ergebnisse verbessern. Mit regelmäßiger Überwachung, individuellen Therapieanpassungen und einer engen Zusammenarbeit mit dem

DR. BHRATRI BHUSHAN

Behandlungsteam lässt sich die Resistenz gegen TKIs häufig erfolgreich kontrollieren.

ANSTIEG DER BCR::ABL1-TRANSKRIPTE BEI CML

Bei Patienten mit chronischer myeloischer Leukämie (CML) kann ein Anstieg der BCR::ABL1-Transkripte, gemessen durch die qPCR, darauf hinweisen, dass sich die Reaktion der Erkrankung auf die Behandlung verändert hat. Ein solcher Anstieg könnte auf eine beginnende Resistenz gegenüber der Therapie oder auf ein Rückfallrisiko hindeuten, was eine genauere Abklärung und gegebenenfalls Anpassung der Behandlung erforderlich macht.

Ein Anstieg der BCR::ABL1-Transkripte bedeutet, dass die im Blut nachgewiesenen BCR::ABL1-Spiegel nach zuvor erreichten niedrigen oder stabilen Werten wieder zunehmen. Dies ist bedeutsam, da es auf eine abnehmende Wirksamkeit der aktuellen Behandlung oder das Wiederauftreten Philadelphia-Chromosom-positiver Zellen (zytogenetischer Rückfall) hinweisen könnte.

Mehrere Faktoren können zu einem Anstieg der BCR::ABL1-Werte führen. Mutationen im BCR::ABL1-Gen können auftreten, die die Leukämiezellen weniger empfindlich für den aktuellen Tyrosinkinase-Inhibitor (TKI) machen. Ein weiterer häufiger Grund ist unzureichende Therapietreue – ausgelassene Dosen oder eine unregelmäßige Einnahme ermöglichen es den Leukämiezellen, sich wieder zu vermehren. Auch Arzneimittelwechselwirkungen, bei denen bestimmte Medikamente oder Nahrungsergänzungsmittel die Wirksamkeit des TKIs verringern, können zu einem Anstieg der BCR::ABL1-Werte beitragen.

Ein einmaliger leichter Anstieg der BCR::ABL1-Transkripte ist oft kein Grund zur Sorge, doch ein anhaltender oder signifikanter Anstieg erfordert eine genauere Untersuchung. Besonders besorgniserregend sind:
- Ein mindestens zweifacher Anstieg der Transkriptwerte in mehreren Tests
- Ein 0,5-log-Anstieg (etwa eine Verdreifachung) in zwei aufeinanderfolgenden Tests
- Ein 1-log-Anstieg (etwa eine Verzehnfachung), insbesondere wenn dieser mit dem Verlust der majoren molekularen Remission (MMR) einhergeht.

Solche Veränderungen sind mit einem erhöhten Risiko für Krankheitsprogression verbunden und erfordern rasches Handeln.

Wird ein Anstieg der BCR::ABL1-Werte festgestellt, umfassen die nächsten Schritte die Ursachenklärung und die Festlegung des weiteren Vorgehens. In der Regel wird eine Mutationsanalyse der BCR::ABL1-Kinasedomäne durchgeführt, um resistente Mutationen nachzuweisen, die die Wirksamkeit des aktuellen

TKIs beeinträchtigen könnten. Zusätzlich wird die Therapietreue überprüft, um sicherzustellen, dass das Medikament regelmäßig und in der richtigen Dosierung eingenommen wurde. Auch eine Überprüfung aller Medikamente und Nahrungsergänzungsmittel erfolgt, um mögliche Arzneimittelwechselwirkungen auszuschließen.

Der klinische Kontext des Anstiegs spielt ebenfalls eine wichtige Rolle. Ein geringer Anstieg bei sehr niedrigen Ausgangswerten – zum Beispiel nach Erreichen einer MR4.5 (tiefe molekulare Remission) – erfordert oft kein sofortiges Eingreifen. Ein deutlicher Anstieg nach bereits erreichten Meilensteinen wie MMR oder CCyR (vollständiges zytogenetisches Ansprechen) ist jedoch wesentlich besorgniserregender und erfordert meist eine raschere Reaktion.

Ein isolierter Anstieg der BCR::ABL1-Werte bedeutet nicht automatisch, dass die Therapie geändert werden muss. Wird jedoch eine resistente Mutation nachgewiesen, kann ein Wechsel zu einem TKI, der gegen diese Mutation wirksam ist, empfohlen werden. Wenn die BCR::ABL1-Werte trotz guter Therapietreue und ohne erkennbare Arzneimittelinteraktionen weiter steigen, oder wenn MMR oder CCyR verloren gehen, wird in der Regel eine Therapieanpassung diskutiert. Idealerweise sollte eine Therapieanpassung, die allein auf einem Anstieg der BCR::ABL1-Transkripte beruht, im Rahmen einer klinischen Studie erfolgen, um die besten Behandlungsergebnisse sicherzustellen.

Mit einer sorgfältigen Überwachung und maßgeschneiderten Anpassungen lassen sich steigende BCR::ABL1-Transkripte häufig effektiv kontrollieren, sodass die Patienten die Kontrolle über ihre Erkrankung behalten.

ABSETZEN DER TKI-THERAPIE BEI CML

Für einige Patienten mit chronischer myeloischer Leukämie (CML), die außergewöhnlich gut auf die Behandlung mit Tyrosinkinase-Inhibitoren (TKIs) ansprechen, kann das Absetzen der Therapie unter enger ärztlicher Aufsicht eine Möglichkeit werden. Dieser Ansatz, bekannt als behandlungsfreie Remission (TFR), ist eine kontrollierte Strategie, die darauf abzielt, die Krankheitskontrolle auch ohne laufende Therapie aufrechtzuerhalten.

Das Absetzen der TKI-Therapie erfolgt nach dem Erreichen einer tiefen und stabilen molekularen Remission (DMR), definiert als MR4.0 oder ≤0,01 % BCR::ABL1 IS, über einen Zeitraum von mindestens zwei Jahren. Das Ziel ist die TFR, bei der die Krankheit auch ohne aktive Behandlung in Remission bleibt, sodass die Patienten von der medikamentenfreien Lebensqualität profitieren.

Ein Absetzen der TKI-Therapie kommt nur für sorgfältig ausgewählte Patienten infrage, die strenge Kriterien erfüllen. Dazu gehören:
- Eine tiefe molekulare Remission (MR4.0 oder tiefer) für mindestens zwei Jahre
- Eine langjährige stabile TKI-Therapie (in einigen Fällen ≥6 Jahre)
- Eine Diagnose und Behandlung in der frühen

chronischen Phase der CML ohne Vorgeschichte einer fortgeschrittenen Erkrankung
- Zuverlässiger Zugang zu hochsensitiven qPCR-Tests
- Die Bereitschaft zur engmaschigen Überwachung während und nach dem Absetzen

Studien zeigen, dass 40–60 % der Patienten nach dem Absetzen der Therapie mindestens 12 Monate ohne Krankheitsrückfall bleiben. Wenn ein Rückfall auftritt, geschieht dies am häufigsten innerhalb der ersten sechs Monate. Die Wahrscheinlichkeit einer erfolgreichen TFR steigt mit einer längeren TKI-Therapiedauer vor dem Absetzen sowie mit einem schnellen und nachhaltigen Rückgang der BCR::ABL1-Werte nach Beginn der Behandlung.

Bei einem molekularen Rückfall, definiert als Verlust der majoren molekularen Remission (MMR; BCR::ABL1 >0,1 % IS) oder ein bestätigter Anstieg der BCR::ABL1-Werte um mindestens 1-log, wird die TKI-Therapie in der Regel wieder aufgenommen. Die meisten Patienten erreichen innerhalb weniger Monate erneut eine DMR. In den meisten Fällen wird derselbe TKI erneut eingesetzt, doch bei Anzeichen einer Resistenz kann ein Wechsel zu einem anderen TKI in Betracht gezogen werden.

Engmaschige molekulare Überwachung ist nach dem Absetzen unerlässlich. In den ersten sechs Monaten erfolgen die Tests in der Regel alle 4–6 Wochen, danach alle 6–12 Wochen für die folgenden zwei Jahre. Bleibt die Erkrankung weiterhin in Remission, kann die Testfrequenz anschließend auf alle 3–6 Monate reduziert werden. Diese regelmäßige Kontrolle stellt sicher, dass ein möglicher BCR::ABL1-Anstieg frühzeitig erkannt wird, sodass rechtzeitig eingegriffen werden kann, um das Fortschreiten der Krankheit zu verhindern.

Einige Patienten entwickeln nach dem Absetzen ein sogenanntes TKI-Entzugssyndrom, das sich durch Muskel- oder Gelenkschmerzen sowie Hautjucken äußern kann. Diese Symptome sind in der Regel mild und klingen mit der Zeit ab. Auch emotionale Aspekte, wie die Angst vor einem Rückfall, sind häufig. Eine offene Kommunikation mit dem Behandlungsteam kann helfen, diese Sorgen zu lindern und Vertrauen in den Absetzprozess zu schaffen.

Ein Absetzen der TKI-Therapie wird nicht empfohlen für Patienten mit einer Vorgeschichte unzureichenden Ansprechens oder Resistenz, für Patienten, die sich keiner engmaschigen Überwachung unterziehen können, oder wenn kein sicherer Zugang zu hochsensitiven qPCR-Tests besteht.

Das Absetzen der TKI-Therapie ist für geeignete Patienten eine vielversprechende Option, die die Möglichkeit bietet, eine behandlungsfreie Remission zu erreichen und die Lebensqualität deutlich zu verbessern. Die strengen Kriterien, einschließlich stabiler DMR und sicherer molekularer Überwachung, sind entscheidend für die Sicherheit und den Erfolg dieses Ansatzes. Bei einem Rückfall bietet die Wiederaufnahme der TKI-Therapie eine zuverlässige Sicherheitsoption, mit der die Krankheitskontrolle in den meisten Fällen schnell wiederhergestellt werden kann.

Wenn Sie ein Absetzen der TKI-Therapie in Erwägung ziehen, besprechen Sie Ihre individuellen Optionen mit Ihrem Arzt, um die Vorteile, Risiken und Anforderungen dieses Prozesses umfassend zu verstehen.

Mit einer erfolgreichen TFR können viele Patienten ein Leben ohne tägliche Medikamente führen, während die Erkrankung unter sorgfältiger ärztlicher Überwachung weiterhin sicher kontrolliert bleibt.

DOSISANPASSUNGEN DER TKI-THERAPIE BEI CML

Tyrosinkinase-Inhibitoren (TKIs) sind die Grundlage der Behandlung bei chronischer myeloischer Leukämie (CML), doch in einigen Fällen sind Anpassungen der Dosis oder des Einnahmeschemas notwendig, um Nebenwirkungen zu kontrollieren oder langfristige Toxizitäten zu reduzieren. Solche Dosisanpassungen werden sorgfältig vorgenommen, um eine wirksame Krankheitskontrolle zu gewährleisten und gleichzeitig die Verträglichkeit zu verbessern und Risiken zu minimieren.

Dosisanpassungen werden häufig erwogen, um Nebenwirkungen wie Müdigkeit, Übelkeit oder Pleuraergüsse zu bewältigen, die die Lebensqualität erheblich beeinträchtigen können. Eine Dosisreduktion kann auch dazu beitragen, langfristige Komplikationen zu verhindern, insbesondere bei Patienten mit bereits gut kontrollierter Erkrankung. Darüber hinaus können Patienten, die höhere Dosen schlecht vertragen, unter einer reduzierten Dosis oft besseren Komfort erreichen und gleichzeitig die Therapietreue verbessern.

Einige Patienten, insbesondere ältere Erwachsene oder Patienten mit niedrigem Krankheitsrisiko, können von einer niedrigeren Anfangsdosis profitieren, um Nebenwirkungen von vornherein zu minimieren. Beispielsweise wird Bosutinib, das üblicherweise mit 400 mg täglich zur Erstbehandlung verordnet wird, bei manchen Patienten mit 200–300 mg täglich gestartet, um die Verträglichkeit zu verbessern. Auch Dasatinib kann bei Nebenwirkungsrisiko mit 50 mg täglich statt der Standarddosis von 100 mg begonnen werden, insbesondere bei Patienten mit Neigung zu Pleuraergüssen. Bei Imatinib können Dosen unter 300 mg täglich die Nebenwirkungen verringern, sind jedoch mit einer geringeren Ansprechrate verbunden, sodass hier besondere Vorsicht geboten ist. Auch bei Ponatinib und Nilotinib sind Dosisanpassungen möglich, wobei Studien belegen, dass niedrigere Dosen in vielen Fällen ebenso wirksam sein können.

Für Patienten mit stabiler Krankheitskontrolle kann eine Dosisreduktion oder ein intermittierendes Dosierungsschema eine gangbare Option sein. Studien wie die DESTINY-Studie haben gezeigt, dass reduzierte Dosen von TKIs, z. B. Imatinib 200 mg oder Dasatinib 50 mg, bei Patienten mit tiefer molekularer Remission die stabile molekulare Kontrolle aufrechterhalten können. Die INTERIM-Studie unterstützte intermittierende Dosierung, insbesondere bei älteren Patienten, während die NILO-RED-Studie zeigte, dass eine einmal tägliche Einnahme von Nilotinib bei Patienten mit stabilem

Ansprechen erfolgreich sein kann. Solche Strategien reduzieren nicht nur die Nebenwirkungen und verbessern die Lebensqualität, sondern senken auch das Risiko langfristiger Toxizitäten.

Engmaschige Überwachung ist entscheidend, um den Erfolg von Dosisanpassungen sicherzustellen. Die BCR::ABL1-Werte werden typischerweise alle drei Monate kontrolliert, um sicherzustellen, dass die Krankheitskontrolle erhalten bleibt. Wenn sich das molekulare Ansprechen unter der reduzierten Dosis verschlechtert, muss die ursprüngliche Dosis wiederhergestellt oder auf einen anderen TKI umgestellt werden, um die Kontrolle zurückzugewinnen.

Dosisanpassungen sind nicht empfohlen bei Patienten mit resistenter Erkrankung oder einer Vorgeschichte unzureichenden Ansprechens auf TKIs. Außerdem kann eine Reduktion unter die empfohlene Mindestdosis des jeweiligen TKIs die Krankheitskontrolle gefährden und das Risiko für Rückfälle oder Progression erhöhen.

Dosisanpassungen sind ein individualisierter Ansatz, der sich nach dem Ansprechen auf die Behandlung, den Nebenwirkungen und dem allgemeinen Gesundheitszustand des Patienten richtet. Studien belegen, dass niedrigere Dosen bei stabiler Erkrankung oft wirksam bleiben und gleichzeitig die Lebensqualität verbessern und langfristige Risiken senken. Regelmäßige

Kontrollen und molekulare Überwachung sind jedoch unverzichtbar, um die Krankheitskontrolle sicherzustellen und bei Bedarf rechtzeitig Anpassungen vorzunehmen.

Wenn Sie unter Nebenwirkungen leiden oder eine Dosisanpassung in Betracht ziehen, sprechen Sie mit Ihrem Arzt. Gemeinsam können Sie die besten Optionen erarbeiten, um Ihre CML wirksam unter Kontrolle zu halten und gleichzeitig Ihre Lebensqualität zu verbessern.

BEHANDLUNG DER FORTGESCHRITTENEN PHASE DER CML

Die fortgeschrittene Phase der chronischen myeloischen Leukämie (CML), die die akzelerierte Phase (AP-CML) und die Blastenphase (BP-CML) umfasst, ist aggressiver und schwieriger zu behandeln als die chronische Phase (CP-CML). Die Behandlung dieser fortgeschrittenen Stadien konzentriert sich darauf, das Krankheitsfortschreiten zu kontrollieren, Symptome zu lindern und eine langfristige Remission anzustreben.

Die AP-CML, die akzelerierte Phase der CML, stellt ein intermediäres Stadium dar, in dem die Leukämie Anzeichen einer Progression zeigt, oft mit verschlechterten Blutwerten und einem Anstieg von Blasten im Knochenmark oder Blut. Die BP-CML, die Blastenphase, ist die aggressivste Form der CML und ähnelt einer akuten Leukämie. Sie erfordert eine dringende und intensive Behandlung, um die Krankheit wirksam zu kontrollieren.

Die primären Ziele der Behandlung in der fortgeschrittenen Phase umfassen die Reduktion der Leukämiezelllast, um die Symptome zu lindern, die Verhinderung weiterer Progression und die Rückführung der AP-CML oder BP-CML in die chronische Phase. Für einige Patienten bietet eine allogene hämatopoetische Stammzelltransplantation (HCT) die Möglichkeit einer langfristigen Remission oder sogar Heilung.

Die Behandlung der AP-CML beginnt in der Regel mit einem Tyrosinkinase-Inhibitor (TKI), wie Dasatinib, Nilotinib, Bosutinib oder Ponatinib. Diese Medikamente sind besonders wirksam bei Patienten mit Resistenz gegen frühere Therapien. Asciminib entwickelt sich ebenfalls zu einer vielversprechenden Option bei resistenten Fällen. Die Wahl des TKIs hängt von Faktoren wie der vorausgegangenen Behandlung und den Mutationsergebnissen ab. In einigen Fällen werden Kombinationstherapien eingesetzt, z. B. ein TKI kombiniert mit Chemotherapie (z. B. Decitabin oder Cytarabin), um die Ergebnisse zu verbessern. Bei lymphoider AP-CML können Kombinationen wie Hyper-CVAD mit einem TKI die Remissionsraten erhöhen. Eine allogene HCT wird häufig empfohlen, wenn die Erkrankung trotz TKI-Therapie fortschreitet, da sie die beste Chance auf Heilung bietet.

Die Behandlung der BP-CML erfordert eine intensive Induktionstherapie, die Chemotherapie mit einem TKI kombiniert. Bei myeloider BP-CML wird eine AML-ähnliche Chemotherapie mit einem TKI kombiniert, während bei lymphoider BP-CML eine ALL-ähnliche Chemotherapie zusammen mit einem

TKI und Steroiden eingesetzt wird. Bei Patienten, die eine intensive Chemotherapie nicht vertragen, kann eine TKI-Monotherapie zur Krankheitskontrolle beitragen. Nach der Induktion umfasst die Konsolidierung und Erhaltung entweder eine allogene HCT bei geeigneten Patienten oder eine Kombination aus Konsolidierungschemotherapie und TKI-Erhaltungstherapie bei Patienten, die für eine Transplantation nicht infrage kommen. Bei seltenem Befall des Zentralnervensystems (ZNS) wird Dasatinib bevorzugt, da es die Blut-Hirn-Schranke überwindet. Zusätzlich werden lumbale Punktionen und intrathekale Chemotherapie eingesetzt, um die ZNS-Erkrankung direkt zu behandeln.

Die Mutationsanalyse spielt eine zentrale Rolle bei der Therapiesteuerung in der fortgeschrittenen Phase der CML. Die BCR::ABL1-Kinase-Domänen-Mutationsanalyse hilft, den optimalen TKI für jeden Patienten auszuwählen. Bei der T315I-Mutation sind beispielsweise Ponatinib oder Asciminib die bevorzugten Optionen. Regelmäßige Kontrollen von Blut- und Knochenmarkbefunden, einschließlich BCR::ABL1-Werten, sind unerlässlich, um das Ansprechen zu beurteilen und die Therapie bei Bedarf anzupassen. Falls zu den Zeitpunkten 3, 6 oder 12 Monate kein adäquates Ansprechen erreicht wird, wird die Behandlungsstrategie überprüft – in vielen Fällen inklusive der Abwägung einer HCT.

Klinische Studien werden Patienten mit

fortgeschrittener CML häufig empfohlen, da sie Zugang zu innovativen Therapien bieten, die in Standardbehandlungen noch nicht enthalten sind. Supportive Care spielt ebenfalls eine wichtige Rolle, z. B. die Behandlung von niedrigen Blutwerten mit Transfusionen oder Wachstumsfaktoren sowie die individuelle Symptomkontrolle.

Die Behandlung der fortgeschrittenen Phase der CML erfordert einen umfassenden Ansatz, der TKIs, Chemotherapie und bei geeigneten Patienten eine Stammzelltransplantation kombiniert. Regelmäßige Überwachung, Mutationsanalysen und individuell angepasste Therapiepläne sind entscheidend, um die bestmöglichen Ergebnisse zu erreichen. Wenn bei Ihnen eine AP-CML oder BP-CML diagnostiziert wurde, arbeiten Sie eng mit Ihrem Arzt zusammen, um alle verfügbaren Optionen – einschließlich klinischer Studien – zu besprechen und Ihre Erkrankung wirksam zu kontrollieren sowie Ihre Lebensqualität zu verbessern.

ALLOGENE HÄMATOPOETISCHE STAMMZELLTRANSPLANTATION (HCT) BEI CML

Die allogene hämatopoetische Stammzelltransplantation (HCT) ist eine potenziell heilende Behandlung für Patienten mit chronischer myeloischer Leukämie (CML), insbesondere bei Patienten in fortgeschrittenen Krankheitsphasen oder bei Resistenz gegenüber Tyrosinkinase-Inhibitoren (TKIs). Dieses Verfahren bietet die Chance auf eine langfristige Remission oder Heilung, wenn andere Behandlungsoptionen versagen.

Bei einer allogenen HCT wird das erkrankte Knochenmark des Patienten durch gesunde Stammzellen eines Spenders ersetzt. Der Spender muss möglichst genau passende humane Leukozytenantigene (HLA) aufweisen. Die Stammzellen können von einem verwandten Spender, einem nicht verwandten Spender oder aus Nabelschnurblut stammen. Dieses Verfahren ermöglicht es dem Körper des Patienten, gesunde Blutzellen zu bilden und gleichzeitig die Leukämiezellen zu eliminieren.

Die allogene HCT wird in erster Linie bei Patienten mit fortgeschrittener CML empfohlen, also in der akzelerierten Phase (AP-CML) oder der Blastenphase (BP-CML), insbesondere wenn die Krankheit trotz TKI-Therapie fortschreitet. Auch Patienten in der chronischen Phase (CP-CML), die gegen alle verfügbaren TKIs resistent oder intolerant sind, können von einer HCT profitieren. Bei Patienten mit neu diagnostizierter BP-CML kann eine frühzeitige Transplantation erwogen werden, um die Behandlungsergebnisse zu verbessern.

Im Gegensatz zu TKIs, die die Erkrankung kontrollieren, bietet die HCT die Möglichkeit, die CML vollständig zu heilen, indem das erkrankte Knochenmark vollständig ersetzt wird. Fortschritte wie reduzierte Intensität der Konditionierung (RIC) und verbesserte Spenderauswahl haben das Verfahren sicherer und erfolgreicher gemacht. Wichtig ist, dass eine vorangegangene TKI-Therapie den Transplantationserfolg nicht negativ beeinflusst, sodass Patienten bei Bedarf problemlos auf diese Option umsteigen können.

Der Transplantationserfolg hängt von mehreren Faktoren ab. Transplantationen, die in der chronischen Phase durchgeführt werden, haben deutlich bessere Ergebnisse als solche in der AP-CML oder BP-CML. Patienten mit wenigen Begleiterkrankungen und einem niedrigen HCT-Komorbiditätsindex haben ebenfalls bessere Aussichten. Auch die HLA-Übereinstimmung spielt eine entscheidende Rolle, da ein gut passender Spender das Risiko von Transplantat-gegen-Wirt-

Reaktion (GvHD) reduziert.

Die Überwachung nach der Transplantation konzentriert sich darauf, verbliebene Leukämiezellen frühzeitig zu erkennen. Regelmäßige qPCR-Tests zur Messung der BCR::ABL1-Werte sind entscheidend. In den ersten zwei Jahren erfolgen diese Kontrollen typischerweise alle drei Monate, später – bei stabiler Remission – in größeren Abständen. Ein positiver Test innerhalb von sechs bis zwölf Monaten nach der Transplantation deutet auf ein erhöhtes Rückfallrisiko hin, während spätere positive Tests weniger besorgniserregend sind.

Ein Rückfall, auch nach erfolgreicher Transplantation, ist selten, aber möglich. Zu den Behandlungsoptionen bei Rückfall gehört die Donor-Lymphozyten-Infusion (DLI), bei der zusätzliche Spenderimmunzellen verabreicht werden, um verbliebene Leukämiezellen zu bekämpfen. DLI ist besonders wirksam bei Rückfällen in der chronischen Phase, birgt jedoch ein gewisses Risiko für GvHD. Eine erneute TKI-Therapie – basierend auf einer Mutationsanalyse – ist eine weitere Option. In einigen Fällen wird die Kombination aus DLI und TKI-Therapie eingesetzt, um die Ansprechraten zu verbessern. Bei Patienten, die für diese Strategien nicht infrage kommen, bieten klinische Studien Zugang zu innovativen Behandlungen.

Bei Hochrisikopatienten kann eine erhaltende TKI-Therapie für mindestens ein Jahr nach der Transplantation das Rückfallrisiko verringern. Regelmäßige BCR::ABL1-Mutationsanalysen helfen dabei, Resistenzen frühzeitig zu erkennen und die TKI-Auswahl anzupassen.

Bei seltenem Befall des zentralen Nervensystems (ZNS), insbesondere bei Rückfällen in der BP-CML, wird Dasatinib bevorzugt, da es die Blut-Hirn-Schranke überwindet. Zusätzlich kommen lumbale Punktionen und intrathekale Chemotherapie zum Einsatz, um die Erkrankung im ZNS gezielt zu behandeln.

Die allogene HCT ist eine hochwirksame Option für Patienten mit fortgeschrittener CML oder bei Resistenz gegenüber TKIs. Eine engmaschige Überwachung mit regelmäßiger qPCR-Diagnostik ist entscheidend, um Rückfälle frühzeitig zu erkennen und gezielt zu behandeln. Zu den Strategien bei Rückfall gehören DLI, TKI-Therapie oder die Teilnahme an klinischen Studien. Mit sorgfältiger Überwachung und proaktiver Nachsorge können viele Patienten eine langfristige Remission erreichen und ihre Lebensqualität deutlich verbessern.

Wenn Sie eine allogene HCT in Erwägung ziehen oder sich bereits darauf vorbereiten, ist es wichtig, regelmäßig mit Ihrem Behandlungsteam zu kommunizieren und die vereinbarten Nachsorgeuntersuchungen konsequent wahrzunehmen. Dies ist entscheidend, um die bestmöglichen Ergebnisse zu erzielen.

NEUE BEHANDLUNGSOPTIONEN BEI CML

Mit den Fortschritten in der Behandlung der chronischen myeloischen Leukämie (CML) entwickeln sich zunehmend innovative Ansätze, die darauf abzielen, die Behandlungsergebnisse zu verbessern, die Lebensqualität zu erhöhen und die Chancen auf eine langfristige Remission zu steigern. Diese neuen Entwicklungen bieten insbesondere Hoffnung für Patienten mit resistenter Erkrankung oder für diejenigen, die ihre Abhängigkeit von einer dauerhaften Therapie verringern möchten.

Ein vielversprechender Forschungsbereich betrifft neue BCR::ABL1-Inhibitoren. Diese neuen Tyrosinkinase-Inhibitoren (TKIs) richten sich gezielt gegen das BCR::ABL1-Protein, den Haupttreiber der CML. Im Gegensatz zu den bestehenden TKIs wurden diese neuen Wirkstoffe speziell entwickelt, um Resistenzen zu überwinden, einschließlich der T315I-Mutation, die viele aktuelle Therapien unwirksam macht. Erste Ergebnisse aus Phase-II- und Phase-III-Studien deuten darauf hin, dass diese neuen Inhibitoren die Ergebnisse bei Patienten mit fortgeschrittenen Krankheitsstadien oder bei solchen, die auf herkömmliche TKIs nicht angesprochen haben, erheblich verbessern könnten.

Ein weiterer spannender Fortschritt ist die

Kombination von pegylierten Interferonen mit Zweitgenerations-TKIs wie Dasatinib oder Nilotinib. Pegylierte Interferone sind langwirksame Versionen der Interferontherapie, die darauf abzielen, die Immunantwort gegen Leukämiezellen zu verstärken. Diese Kombinationstherapie zeigt vielversprechende Ergebnisse bei der Verbesserung der molekularen Ansprechraten und könnte es Patienten erleichtern, eine behandlungsfreie Remission (TFR) zu erreichen. Patienten, die eine tiefe molekulare Remission erzielen, könnten dadurch die Therapie beenden, ohne dass es zu einem Rückfall kommt.

Auch die Immuntherapie entwickelt sich zunehmend zu einem vielversprechenden Instrument im Kampf gegen die CML. Verschiedene Strategien zur gezielten Aktivierung des Immunsystems gegen Leukämiezellen werden erforscht. Immunpeptide, die aus dem BCR::ABL1-Protein gewonnen werden, werden getestet, um die Immunantwort gezielt gegen Leukämiezellen zu lenken. Ebenso werden Immun-Checkpoint-Inhibitoren, die bereits bei anderen Krebserkrankungen große Erfolge gezeigt haben, auf ihre Wirksamkeit bei der Verbesserung molekularer Ansprechraten bei CML geprüft. Diese Medikamente könnten Immunzellen dabei unterstützen, Leukämiezellen effektiver zu erkennen und zu zerstören. Weitere Ansätze wie die gezielte Behandlung von leukämiespezifischen

Antigenen (LAAs) auf der Zelloberfläche sowie die Verwendung von dendritischen Zellimpfstoffen, die das Immunsystem gezielt „trainieren", bieten zusätzliche neue Behandlungsoptionen.

Diese Fortschritte könnten die Versorgung von CML-Patienten erheblich verbessern. Insbesondere für Patienten mit Resistenz gegen bestehende TKIs oder bei fortgeschrittener CML eröffnen diese neuen Therapien neue Möglichkeiten zur Verbesserung der Krankheitskontrolle und zur langfristigen Remission. Die Immuntherapie könnte zudem eine besser verträgliche Alternative zu herkömmlichen Behandlungen darstellen, da sie potenziell weniger Nebenwirkungen verursacht und dennoch wirksam bleibt. Darüber hinaus könnte die Kombination aus TKIs und pegylierten Interferonen die tiefen molekularen Remissionen erleichtern, was langfristig mehr Patienten die Chance auf eine behandlungsfreie Remission und eine bessere Lebensqualität bietet.

Die Zukunft der CML-Therapie ist vielversprechend, mit neuen Behandlungsoptionen, die Resistenzen gezielt angehen, die Behandlungsergebnisse verbessern und eine dauerhafte Remission ermöglichen. Für Patienten, die sich für diese neuen Ansätze interessieren, kann die Teilnahme an klinischen Studien Zugang zu innovativen Therapien bieten. Durch die kontinuierliche Weiterentwicklung neuer Behandlungsstrategien bringt die medizinische Forschung neue Hoffnung für Menschen mit CML und sorgt dafür, dass die Behandlung nicht nur wirksam, sondern auch lebensqualitätsorientiert gestaltet wird.

MANAGEMENT DER CML WÄHREND SCHWANGERSCHAFT UND STILLZEIT

Die Behandlung der chronischen myeloischen Leukämie (CML) während der Schwangerschaft oder bei Kinderwunsch erfordert eine individuelle Planung, um die Gesundheit von Mutter und Kind bestmöglich zu schützen. Mit sorgfältiger Planung und enger medizinischer Überwachung können viele Patientinnen ihre Erkrankung effektiv kontrollieren und gleichzeitig ihre Familienplanung verwirklichen.

Etwa 37 % der CML-Patienten befinden sich im fortpflanzungsfähigen Alter, weshalb Fruchtbarkeit, Schwangerschaft und Stillzeit wichtige Aspekte im Management der Erkrankung darstellen. Tyrosinkinase-Inhibitoren (TKIs), die Hauptsäule der CML-Therapie, sind in der Schwangerschaft, insbesondere im ersten Trimester, in der Regel kontraindiziert, da sie das Risiko für Fehlgeburten oder Fehlbildungen erhöhen können. Dies erfordert alternative Behandlungsstrategien und eine sorgfältige zeitliche Planung der Schwangerschaft, um Risiken zu minimieren.

Für männliche Patienten scheint die TKI-Therapie die Fruchtbarkeit nicht zu beeinträchtigen oder das Risiko für Fehlgeburten oder Fehlbildungen bei ihren Partnerinnen nicht zu erhöhen. Dennoch kann eine Spermienkonservierung vor Beginn der TKI-Therapie erwogen werden, auch wenn die Auswirkungen einer unbehandelten CML auf die Spermienqualität derzeit unklar sind.

Für weibliche Patientinnen erfordert die Familienplanung in der Regel das Absetzen der TKI-Therapie vor der Empfängnis, um die Risiken für das Kind zu minimieren. Üblicherweise wird eine Auswaschphase von mindestens einem Monat empfohlen, bevor die Schwangerschaft angestrebt wird. Voraussetzung für einen sicheren Verlauf ist, dass die Patientin vor Absetzen der TKIs eine tiefe molekulare Remission (DMR) erreicht und stabil gehalten hat. Zusätzlich sollten Optionen zur Fruchtbarkeitserhaltung, wie die Eizellkonservierung, vor Beginn der TKI-Therapie besprochen werden. Für Eingriffe wie die Eizellentnahme müssen TKIs pausiert werden, wobei eine engmaschige Kontrolle zur frühzeitigen Erkennung eines Krankheitsrückfalls erfolgt.

Die Behandlung während der Schwangerschaft erfordert eine Abwägung zwischen Krankheitskontrolle und Kindesschutz. TKIs werden, insbesondere im ersten Trimester, vermieden, da sie teratogen wirken können. Interferon alfa-2a gilt als bevorzugte Therapie während der Schwangerschaft, da es die Sicherheit des Kindes weitgehend gewährleistet. Alternativ kann Leukapherese, ein medikamentenfreies

Verfahren zur Reduktion erhöhter Leukozyten- oder Thrombozytenzahlen, eingesetzt werden. Auch Peginterferon alfa-2a kann erwogen werden, obwohl die Datenlage zur Sicherheit begrenzt ist. Hydroxyurea wird in der Schwangerschaft, vor allem im ersten Trimester, nicht empfohlen. Die regelmäßige molekulare Überwachung mittels qPCR (alle 1–3 Monate) sowie Blutbildkontrollen (CBC) helfen, den Therapiebedarf während der Schwangerschaft laufend anzupassen.

Stillen unter TKI-Therapie wird in der Regel nicht empfohlen, da TKIs in die Muttermilch übergehen und dem Kind schaden könnten. In Ausnahmefällen, insbesondere bei stabiler DMR, kann kurzzeitiges Stillen ohne TKI-Therapie möglich sein. Die Verabreichung von Kolostrum in den ersten Tagen nach der Geburt wird allgemein als sicher angesehen, jedoch bleibt eine engmaschige molekulare Überwachung auch während dieser Zeit unverzichtbar. Falls es zu einem molekularen Rückfall kommt, sollte das Stillen beendet und die TKI-Therapie unverzüglich wieder aufgenommen werden.

Wenn die CML während der Schwangerschaft progredient wird, ist eine frühzeitige Erkennung durch monatliche Blutbild- und qPCR-Kontrollen entscheidend. Interferon alfa-2a bleibt die bevorzugte Behandlung zur Krankheitskontrolle, da es die geringsten Risiken für das ungeborene Kind birgt. Ein Wiedereinstieg in die TKI-Therapie während der Schwangerschaft wird nur bei dringlicher Indikation erwogen, wenn der Nutzen das potenzielle Risiko für das Kind überwiegt.

Eine umfassende Planung vor der Schwangerschaft ist für Patientinnen mit CML unerlässlich. Die Konsultation eines CML-Spezialisten und eines spezialisierten Pränatalmediziners gewährleistet einen ganzheitlichen Ansatz für eine sichere Schwangerschaft. Die Erreichung einer stabilen DMR vor dem Absetzen der TKIs reduziert das Risiko für Mutter und Kind erheblich. Während der Schwangerschaft stehen mit Interferontherapie und Leukapherese gut etablierte sichere Optionen zur Verfügung. Eine regelmäßige Überwachung während der gesamten Schwangerschaft und Stillzeit ist unerlässlich, um bei Bedarf rechtzeitig eingreifen zu können.

Das Management der CML während Schwangerschaft und Stillzeit erfordert einen individuellen, patientenzentrierten Ansatz, der auf sorgfältiger Planung und einer engen Abstimmung zwischen Patientin und Behandlungsteam basiert. Durch eine frühzeitige Beratung und interdisziplinäre Betreuung können Patientinnen mit CML diese besonderen Herausforderungen sicher und zuversichtlich meistern – mit dem Fokus auf ihrer Gesundheit und den familiären Wünschen.

CML BEI KINDERN

Die chronische myeloische Leukämie (CML) ist bei Kindern selten und macht weniger als 3 % aller pädiatrischen Leukämien aus. Obwohl die meisten Behandlungsstrategien aus den Leitlinien für Erwachsene abgeleitet werden, gibt es bei der pediatrischen CML spezielle Aspekte, die besondere Aufmerksamkeit erfordern, um optimale Behandlungsergebnisse zu erzielen und langfristige Nebenwirkungen zu minimieren.

Die CML bei Kindern wird am häufigsten im Alter von etwa 11–12 Jahren diagnostiziert, kann jedoch in jedem Kindesalter auftreten. Etwa 10 % der pädiatrischen Fälle werden in einer fortgeschrittenen Phase der Erkrankung diagnostiziert, was eine frühzeitige Diagnose und einen raschen Behandlungsbeginn besonders wichtig macht. Aufgrund der Seltenheit der Erkrankung gibt es nur wenige robuste, evidenzbasierte pediatrische Behandlungsleitlinien, weshalb häufig auf die Therapieempfehlungen für Erwachsene zurückgegriffen wird, die an die besonderen Bedürfnisse von Kindern angepasst werden.

Tyrosinkinase-Inhibitoren (TKIs) sind die zentrale Säule der Behandlung auch bei pädiatrischer CML. Medikamente wie Imatinib, Dasatinib, Nilotinib und

Bosutinib sind wirksam und für die Anwendung bei Kindern zugelassen. Höhere Dosierungen von Imatinib (340 mg/m²) haben sich als vorteilhaft erwiesen, während die Zulassung von Bosutinib bei Kindern auf den Ergebnissen der BCHILD-Studie basiert. Weitere TKIs wie Ponatinib und Asciminib werden in der Regel nur bei Resistenz gegenüber anderen Therapien oder bei spezifischen Mutationen wie T315I eingesetzt. Spezifische prognostische Scores für Kinder sind bislang weniger gut etabliert als bei Erwachsenen, jedoch könnte der ELTS-Score, der den langfristigen Überlebensvorteil stärker berücksichtigt, auch bei Kindern eine sinnvolle Orientierung bieten.

Kinder, die mit TKIs behandelt werden, haben aufgrund ihres Wachstums und ihrer langen Lebenserwartung besondere Risiken für langfristige Nebenwirkungen. Wachstumsstörungen sind eine häufige Sorge, insbesondere bei Kindern, die vor der Pubertät mit der Behandlung beginnen. Auch eine verringerte Knochendichte und ein erhöhtes Risiko für Frakturen wurden beobachtet, weshalb eine regelmäßige Überwachung von Wachstum und Knochengesundheit erforderlich ist. Dazu können Knochenalter-Bestimmungen, DEXA-Scans und bei Auffälligkeiten eine endokrinologische Mitbetreuung gehören. Endokrine Störungen, wie eine Schilddrüsenunterfunktion, verzögerte Pubertät und mögliche Fruchtbarkeitsprobleme, sind ebenfalls zu beachten und erfordern eine regelmäßige langfristige Überwachung.

Das Absetzen der TKI-Therapie bei Kindern ist ein aktiver Forschungsbereich. Erste Studien zeigen, dass ein Behandlungsstopp von Imatinib bei Kindern, die mindestens zwei Jahre eine tiefe molekulare Remission (DMR) aufrechterhalten haben, möglich sein könnte. Derzeit wird jedoch empfohlen, TKIs außerhalb klinischer Studien nicht abzusetzen, da die Datenlage noch begrenzt ist und weiterer Forschungsbedarf besteht. Für Familien, die diese Option in Betracht ziehen, kann die Teilnahme an einer klinischen Studie Zugang zu innovativen Absetzstrategien unter enger ärztlicher Kontrolle bieten.

Eltern spielen eine zentrale Rolle im Management der CML ihres Kindes und bei der Sicherstellung optimaler Behandlungsergebnisse. Die Wahl des am besten geeigneten TKIs erfolgt in enger Zusammenarbeit mit einem pädiatrischen Onkologen, der die Behandlung an die individuellen Bedürfnisse des Kindes anpasst. Die regelmäßige Überwachung von Wachstum, Knochengesundheit und endokrinen Funktionen ist unerlässlich, um Nebenwirkungen frühzeitig zu erkennen und zu behandeln. Die langfristige Planung sollte auch Gespräche über mögliche Spätfolgen, Fruchtbarkeitsfragen und Strategien zur Erhaltung der Lebensqualität beinhalten. Die Teilnahme an klinischen Studien kann zudem Zugang zu neuen Therapien und innovativen Behandlungsansätzen ermöglichen.

Die Behandlung von CML bei Kindern erfordert eine sorgfältige Balance zwischen wirksamer Krankheitskontrolle und der Minimierung langfristiger Auswirkungen auf Wachstum, Entwicklung und Lebensqualität. Die enge Zusammenarbeit mit einem pädiatrischen Onkologen und anderen Fachärzten stellt sicher, dass die Therapie optimal an die individuellen Bedürfnisse des Kindes angepasst wird. Regelmäßige Kontrollen und eine offene Kommunikation über die Entwicklung des Kindes sind entscheidend, um die bestmöglichen Ergebnisse zu erreichen und die Grundlage für ein gesundes, erfülltes Leben zu schaffen.

IMPFUNGEN FÜR PATIENTEN MIT CML

Bei Patienten mit chronischer myeloischer Leukämie (CML) erfordert die Planung von Impfungen eine sorgfältige Abwägung, da sowohl die Erkrankung selbst als auch die Behandlung mit Tyrosinkinase-Inhibitoren (TKIs) die Immunfunktion beeinflussen können. Ein geeignetes Impfkonzept trägt dazu bei, Patienten vor vermeidbaren Infektionskrankheiten zu schützen und gleichzeitig die Risiken bei Immunsuppression zu minimieren.

TKIs wie Dasatinib, Imatinib und Nilotinib können die Immunantwort auf bestimmte Impfstoffe beeinflussen. Insbesondere Impfungen, die auf die B-Zell-Aktivität angewiesen sind, wie die polysaccharidbasierte Pneumokokken-Impfung (PPS), können bei Patienten unter TKI-Therapie eine reduzierte Immunantwort zeigen. Dennoch bleiben die Immunantworten auf andere Impfstoffe, einschließlich des inaktivierten Influenza-Impfstoffs, bei den meisten Patienten gut erhalten. Dieses differenzierte Verständnis ist entscheidend, um die Wirksamkeit und Sicherheit von Impfungen bei Patienten mit CML zu optimieren.

Inaktivierte oder Totimpfstoffe gelten für Patienten unter TKI-Therapie als sicher. Dazu gehören etwa die inaktivierte Grippeimpfung und die COVID-19-

mRNA-Impfstoffe, die für alle impfberechtigten Patienten mit CML dringend empfohlen werden. Im Gegensatz dazu werden Lebendimpfstoffe, die eine abgeschwächte Form des Erregers enthalten, bei Patienten unter TKI-Therapie in der Regel nicht empfohlen, da bei immunsupprimierten Personen ein erhöhtes Infektionsrisiko besteht. Ausnahmen können für Patienten gemacht werden, die eine tiefe molekulare Remission (DMR) erreicht haben und ihre TKI-Therapie bereits seit mehreren Wochen pausiert haben – allerdings nur unter engmaschiger ärztlicher Überwachung.

Für die COVID-19-Impfung haben sich die mRNA-Impfstoffe bei CML-Patienten als sicher und wirksam erwiesen, mit einer robusten Immunantwort. Diese Impfstoffe werden für alle Patienten ab 6 Monaten empfohlen. Die Lebendimpfung gegen Influenza (nasaler Impfstoff) wird hingegen nicht empfohlen; stattdessen sollte ausschließlich der inaktivierte Grippeimpfstoff verwendet werden.

Routinemäßige Kinderimpfungen werden in der Regel bis zum Alter von 4–6 Jahren abgeschlossen, und CML tritt in diesem Alter nur sehr selten auf. Bei kindlichen CML-Patienten unter TKI-Therapie sollten inaktivierte Impfstoffe nach dem regulären Impfplan verabreicht werden. Diese Impfungen sind sicher, jedoch könnte die Immunantwort bei Kindern mit CML im Vergleich zu gesunden Kindern schwächer ausfallen, sodass eine engmaschige

Begleitung durch den behandelnden Arzt erforderlich ist. Auch für Kinder mit CML wird die COVID-19-Impfung ab einem Alter von 6 Monaten gemäß den allgemeinen Empfehlungen empfohlen.

Bei Patienten, die eine Beendigung der TKI-Therapie planen, könnten Lebendimpfstoffe einige Wochen nach Absetzen der TKIs wieder eine Option sein – vorausgesetzt, die tiefe molekulare Remission (DMR) bleibt stabil. Jede geplante Lebendimpfung sollte jedoch im Vorfeld unbedingt mit dem behandelnden Arzt besprochen werden, um den bestmöglichen Zeitpunkt und die Sicherheit zu gewährleisten.

Zusammenfassend sollten Patienten mit CML während der TKI-Therapie strikt den Empfehlungen für inaktivierte Impfstoffe folgen, da diese sicher und wirksam sind. Lebendimpfstoffe werden im Regelfall vermieden, es sei denn, die TKI-Therapie wurde pausiert und die DMR ist stabil. Die COVID-19-mRNA-Impfstoffe sind für alle Altersgruppen ausdrücklich empfohlen, da sie sich bei CML-Patienten als sicher und wirksam erwiesen haben. Regelmäßige Kontrollen sind wichtig, um etwaige Bedenken bezüglich der Immunantwort zu adressieren, und der behandelnde Arzt kann bei Bedarf individuelle Empfehlungen aussprechen.

Durch die Beachtung dieser Impfempfehlungen können sich Patienten mit CML wirksam vor vermeidbaren Infektionen schützen und gleichzeitig ihre Grunderkrankung sicher im Blick behalten. In jedem Fall gilt: Die individuelle Impfstrategie sollte immer in Absprache mit dem behandelnden Arzt entwickelt werden, um den bestmöglichen Schutz zu gewährleisten.

LEBENSSTIL-TIPPS FÜR PATIENTEN MIT CML

Mit der Diagnose chronische myeloische Leukämie (CML) zu leben und die Therapie zu bewältigen, kann herausfordernd sein. Doch durch gezielte Anpassungen im Lebensstil können Sie die Behandlungsergebnisse verbessern, Nebenwirkungen lindern und Ihre Lebensqualität deutlich steigern. Mit praktischen Strategien können Patienten unter Tyrosinkinase-Inhibitor (TKI)-Therapie ihren Alltag besser meistern.

Eine ausgewogene Ernährung unterstützt Ihr Immunsystem, hilft bei der Bewältigung von behandlungsbedingten Nebenwirkungen und trägt zur allgemeinen Gesundheit bei. Setzen Sie auf nährstoffreiche Lebensmittel wie Obst, Gemüse, Vollkornprodukte, mageres Eiweiß und gesunde Fette. Reduzieren Sie Salz und Zucker, um das Risiko für Bluthochdruck oder Diabetes zu senken, da diese Erkrankungen durch die Behandlung begünstigt werden können. Eine ausreichende Flüssigkeitszufuhr ist ebenfalls wichtig – trinken Sie täglich 8 bis 10 Gläser Wasser, um Dehydration zu vermeiden und die Ausscheidung von Stoffwechselabbauprodukten zu unterstützen. Der Alkoholkonsum sollte eingeschränkt werden, da Alkohol die Verstoffwechselung von

TKIs beeinträchtigen und Lebernebenwirkungen verstärken kann.

Körperliche Aktivität ist ein wirksames Mittel, um die Energiereserven zu stärken, Fatigue zu reduzieren und das psychische Wohlbefinden zu fördern. Bereits leichte Bewegung, wie Spaziergänge, Yoga oder Dehnübungen, kann hilfreich sein, insbesondere wenn Sie sich müde fühlen. Ideal sind etwa 30 Minuten moderate Bewegung an den meisten Wochentagen – aber hören Sie immer auf Ihren Körper und gönnen Sie sich Pausen, wenn nötig. Übermäßige Anstrengung kann mehr schaden als nützen, daher sollte die Bewegung Ihrem individuellen Belastungsniveau angepasst sein.

Da die TKI-Therapie das Immunsystem schwächen kann, sind Sie anfälliger für Infektionen. Schützen Sie sich, indem Sie engen Kontakt zu kranken Personen vermeiden, auf gründliche Handhygiene achten und Ihre Impfungen auf dem neuesten Stand halten – insbesondere inaktivierte Impfstoffe wie die Grippeimpfung und die COVID-19-Impfung werden ausdrücklich empfohlen. Diese Vorsorgemaßnahmen helfen, Infektionen vorzubeugen und Ihre Abwehrkräfte zu stärken.

Chronischer Stress kann sowohl das Immunsystem schwächen als auch die Lebensqualität beeinträchtigen. Finden Sie daher Wege, um Stress gezielt abzubauen. Techniken wie tiefe Atemübungen, Meditation oder Achtsamkeitstraining können Ihnen helfen, Ruhe und Gelassenheit zu bewahren. Der Austausch mit einer Selbsthilfegruppe oder Gespräche mit einem Psychologen bieten zusätzliche emotionale Entlastung. Auch das Ausüben von Hobbys oder anderen Freizeitaktivitäten, die Ihnen Freude bereiten, trägt zur seelischen Balance bei.

Die konsequente Einnahme Ihrer TKI-Therapie ist entscheidend, um die CML zu kontrollieren und ein Fortschreiten der Krankheit zu verhindern. Nutzen Sie Erinnerungsfunktionen wie Handyalarme oder Tablettenboxen, um keine Dosis zu vergessen. Besuchen Sie regelmäßig Ihre ärztlichen Kontrolltermine, um Ihre Therapie zu überwachen und den Krankheitsverlauf zu besprechen. Falls Sie unter Nebenwirkungen leiden, sprechen Sie offen mit Ihrem Behandlungsteam, um mögliche Lösungen wie Dosisanpassungen oder den Wechsel zu einem anderen TKI zu prüfen.

Da TKIs langfristig die Herzgesundheit und die Knochendichte beeinträchtigen können, sollten Sie Ihre Herz-Kreislauf-Gesundheit aktiv schützen. Achten Sie auf eine fettarme Ernährung, vermeiden Sie Rauchen und lassen Sie regelmäßig Ihren Blutdruck und Ihre Cholesterinwerte überprüfen. Für die Knochengesundheit sind eine ausreichende Kalzium- und Vitamin-D-Zufuhr sowie gewichttragende Übungen wie Spazierengehen oder leichtes Krafttraining sinnvoll.

Rauchen schwächt das Immunsystem, erhöht das Infektionsrisiko und kann die Wirksamkeit der TKI-Therapie verringern. Das Aufhören mit dem Rauchen gehört zu den wichtigsten Schritten, die Sie für Ihre Gesundheit unternehmen können. Nutzen Sie Rauchentwöhnungsprogramme oder lassen Sie sich von Ihrem Arzt unterstützen. Auch die Vermeidung von Passivrauchen ist wichtig, da es Ihre Gesundheit ebenfalls beeinträchtigen kann.

Einige TKIs können Ihre Haut empfindlicher gegenüber Sonnenlicht machen und das Risiko für Sonnenbrände erhöhen. Schützen Sie Ihre Haut mit einem breitbandigen Sonnenschutzmittel mit mindestens Lichtschutzfaktor 30 (LSF 30), tragen Sie schutzende Kleidung wie langärmelige Shirts, Hüte und Sonnenbrillen, und vermeiden Sie direkte Sonneneinstrahlung in den Stunden zwischen 10:00 und 16:00 Uhr.

Die frühe Erkennung und Behandlung von Nebenwirkungen spielt eine zentrale Rolle, um die Therapietreue zu erhalten und Ihre Lebensqualität zu sichern. Führen Sie ein Symptomtagebuch, um Beschwerden wie Fatigue, Übelkeit oder Hautveränderungen zu dokumentieren und Ihrem Arzt mitzuteilen. Neue oder ungewöhnliche Symptome, wie Schwellungen, Atemnot oder anhaltende Schmerzen, sollten Sie umgehend Ihrem Behandlungsteam mitteilen, damit frühzeitig eingegriffen werden kann.

Eine regelmäßige Kommunikation mit Ihrem Behandlungsteam ist unerlässlich, um Ihre Behandlung im Blick zu behalten und auf auftretende Probleme schnell reagieren zu können. Zögern Sie nicht, Fragen zu Ihrer Therapie zu stellen und Sorgen – seien sie körperlicher oder emotionaler Natur – anzusprechen. Ihr Behandlungsteam begleitet Sie durch den gesamten Prozess und unterstützt Sie bei jedem Schritt.

Durch die Annahme eines gesunden Lebensstils während Ihrer CML-Therapie können Sie Ihre Krankheitsbewältigung erheblich verbessern, Nebenwirkungen mildern und Ihre Lebensqualität langfristig steigern. Arbeiten Sie eng mit Ihrem Behandlungsteam zusammen, um einen individuellen Plan zu entwickeln, der Ihre Bedürfnisse und persönlichen Ziele berücksichtigt. Denken Sie daran: Jeder kleine Schritt in Richtung eines gesunden Lebensstils trägt dazu bei, Ihre Wohlbefinden zu fördern und Ihnen ein ausgeglichenes und erfülltes Leben zu ermöglichen.

MYTHEN UND FAKTEN ÜBER CHRONISCHE MYELOISCHE LEUKÄMIE (CML)

Die chronische myeloische Leukämie (CML) ist eine komplexe Erkrankung, die häufig von Missverständnissen umgeben ist. Ein besseres Verständnis der Fakten kann Patienten und Angehörigen helfen, sich informierter und sicherer im Umgang mit der Erkrankung zu fühlen. Hier finden Sie eine Übersicht über häufige Mythen und die Wahrheit dahinter:

Mythos 1: CML ist ein Todesurteil.
- Fakt:
   - Dank der Einführung von Tyrosinkinase-Inhibitoren (TKIs) gilt CML heute als gut behandelbare chronische Erkrankung.
   - Viele Patienten können mit der richtigen Behandlung ein langes und gesundes Leben führen, mit einer Lebenserwartung ähnlich der Allgemeinbevölkerung.

Mythos 2: CML ist ansteckend.
- Fakt:
   - CML ist weder infektiös noch ansteckend. Sie entsteht durch eine genetische Veränderung im Knochenmark und kann nicht auf andere Menschen übertragen werden.

Mythos 3: CML betrifft nur ältere Erwachsene.
- Fakt:

- Zwar tritt CML häufiger bei Menschen über 65 Jahren auf, aber sie kann in jedem Alter auftreten – auch bei Kindern und jungen Erwachsenen.

Mythos 4: Die Behandlung von CML ist immer lebenslang.
- Fakt:

- Viele Patienten benötigen eine langfristige TKI-Therapie, aber einige können die Behandlung sicher beenden, wenn sie mindestens zwei Jahre lang eine tiefe molekulare Remission (DMR) aufrechterhalten haben – unter enger ärztlicher Kontrolle.

Mythos 5: Die Behandlung von CML verursacht unerträgliche Nebenwirkungen.
- Fakt:

- Die meisten Patienten vertragen TKIs gut, und Nebenwirkungen sind meist mit Dosisanpassungen oder Begleittherapien gut zu kontrollieren.

- Schwere Nebenwirkungen sind selten, und falls erforderlich, kann ein Wechsel auf ein anderes TKI erfolgen.

Mythos 6: Eine schlechte Reaktion auf ein TKI bedeutet, dass die Krankheit unheilbar ist.
- Fakt:

- Wenn ein TKI nicht wirkt oder nicht vertragen wird, stehen mehrere alternative TKIs zur Verfügung.

- Jedes TKI hat eine etwas andere Wirkweise,

sodass die Behandlung individuell angepasst werden kann.

Mythos 7: CML-Behandlung zerstört die Fruchtbarkeit.

- Fakt:

- TKIs können die Fruchtbarkeit in einigen Fällen beeinträchtigen, insbesondere bei Personen, die bei Geburt weiblich zugeordnet wurden.

- Durch frühzeitige Planung und Fruchtbarkeitserhalt wie Eizellkonservierung lassen sich Optionen offenhalten.

- Bei Personen, die bei Geburt männlich zugeordnet wurden, ist die Zeugung von Kindern während einer TKI-Therapie meist möglich – eine ärztliche Beratung bei Kinderwunsch ist dennoch ratsam.

Mythos 8: Wenn CML nach dem Absetzen der Therapie zurückkehrt, ist sie unheilbar.

- Fakt:

- Wenn CML nach einem Therapiestopp wiederkehrt, kann die erneute Einnahme von TKIs in den meisten Fällen die Remission wiederherstellen.

Mythos 9: Mit CML kann man kein normales Leben führen.

- Fakt:

- Mit einer wirksamen Behandlung können die meisten Patienten ein normales, aktives Leben führen.

- Mit regelmäßiger Überwachung und Therapietreue können viele Patienten arbeiten, reisen und ihre gewohnten Aktivitäten genießen.

Mythos 10: CML ist immer erblich.
- Fakt:

- CML wird durch eine spontane genetische Mutation verursacht (Philadelphia-Chromosom) und ist nicht erblich oder innerhalb der Familie übertragbar.

Mythos 11: CML-Patienten sollten Impfungen meiden.
- Fakt:

- Inaktivierte Impfstoffe wie die Grippeimpfung und die COVID-19-Impfung sind sicher und empfohlen.

- Lebendimpfstoffe sollten während der TKI-Therapie vermieden werden, können aber in Einzelfällen unter ärztlicher Aufsicht erwogen werden.

Mythos 12: CML-Patienten sollten auf Sport verzichten.
- Fakt:

- Bewegung kann die Energie steigern, Fatigue reduzieren und das Wohlbefinden fördern.

- Leichte bis moderate Bewegung wird ausdrücklich empfohlen – solange der Körper nicht überlastet wird.

Mythos 13: CML wird sich zwangsläufig zu einer fortgeschrittenen Phase entwickeln.

- Fakt:

- Mit einer wirksamen TKI-Therapie und regelmäßiger Kontrolle bleiben die meisten Patienten dauerhaft in der chronischen Phase und entwickeln keine fortgeschrittenen Krankheitsstadien wie die akzelerierte Phase oder die Blastenkrise.

Mythos 14: CML-Patienten können keine Kinder bekommen.

- Fakt:

- Zwar bergen TKIs Risiken während der Schwangerschaft, doch mit sorgfältiger Planung, einem vorübergehenden Pausieren der TKI-Therapie und Alternativtherapien wie Interferonen können viele Patienten sicher Kinder bekommen.

Mythos 15: Das Absetzen von TKIs führt zwangsläufig zu einem sofortigen Rückfall.

- Fakt:

- Manche Patienten mit stabiler tiefer molekularer Remission (DMR) können die TKI-Therapie unter enger ärztlicher Kontrolle sicher beenden – und viele bleiben auch ohne Therapie in Remission.

Ein fundiertes Verständnis über CML hilft Patienten und Angehörigen, der Erkrankung mit Vertrauen und Klarheit zu begegnen. Sprechen Sie offen mit Ihrem Behandlungsteam über alle Fragen und Sorgen – sie sind da, um Ihnen genaue Informationen zu geben und Sie auf Ihrem Weg zu unterstützen.

ABOUT THE AUTHOR

Dr. Bhratri Bhushan

Dr. Bhratri Bhushan ist ein konsultierender medizinischer Onkologe und Hämatologe. Er verfügt über einen reichen akademischen und Forschungshintergrund 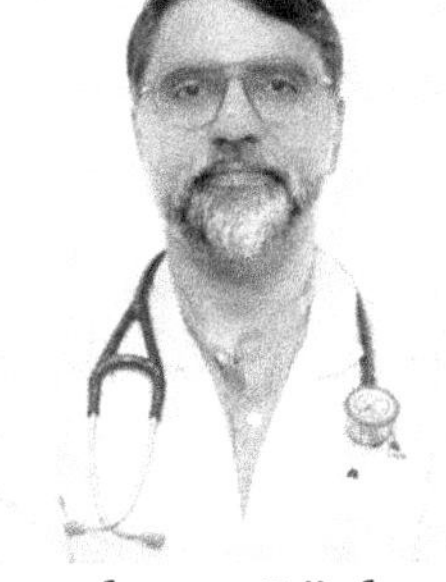 und hat mehr als zweihundert Bücher zu den Themen Onkologie und Innere Medizin veröffentlicht. Seine wissenschaftlichen Beiträge wurden in renommierten Zeitschriften der medizinischen Literatur vorgestellt. Für eine umfassende Sammlung seiner Werke besuchen Sie bitte seine AutorCentral-Seite unter www.amazon.com/author/bhratribhushan